全民健康科普系列

# 尿大夫

## ——体检专家

吴 松 主编

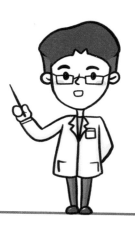

中山大学出版社
SUN YAT-SEN UNIVERSITY PRESS
·广州·

**图书在版编目（CIP）数据**

尿大夫：体检专家/吴松主编. —广州：中山大学出版社，2019. 12
（全民健康科普系列）
ISBN 978 - 7 - 306 - 06719 - 7

Ⅰ.①尿… Ⅱ.①吴… Ⅲ.①泌尿外科学—普及读物 Ⅳ.①R69 - 49

中国版本图书馆 CIP 数据核字（2019）第 219820 号

NIAODAIFU——TIJIAN ZHUANJIA

出 版 人：王天琪
策划编辑：鲁佳慧
责任编辑：谢贞静
封面设计：刘　犇
责任校对：陈文杰
责任技编：何雅涛
出版发行：中山大学出版社
电　　话：编辑部 020 - 84111996，84113349，84111997，84110779
　　　　　发行部 020 - 84111998，84111981，84111160
地　　址：广州市新港西路 135 号
邮　　编：510275　传　　真：020 - 84036565
网　　址：http：//www.zsup.com.cn　E-mail：zdcbs@ mail.sysu.edu.cn
印 刷 者：广州一龙印刷有限公司
规　　格：787mm×1092mm　1/16　8 印张　165 千字
版次印次：2019 年 12 月第 1 版　2019 年 12 月第 1 次印刷
定　　价：58.00 元

# 本书编委会

主　编　吴　松

副主编　黄桂晓（深圳大学第三附属医院）　　　李学松（北京大学第一医院）
　　　　陈　俊（中山大学第三附属医院）　　　王细生（广东医科大学附属龙华中心医院）

参编人员（以姓氏笔画为序）

王　东（四川省医学科学院、四川省人民医院）　　张燕妮（深圳大学泌尿外科研究所）

石　达（深圳大学第三附属医院）　　　　　　　　陆冬冬（深圳大学泌尿外科研究所）

叶亚金（深圳大学泌尿外科研究所）　　　　　　　罗永祥（深圳大学泌尿外科研究所）

向　涛（深圳大学泌尿外科研究所）　　　　　　　周子宇（深圳大学第三附属医院）

刘凯茜（北京大学医学部）　　　　　　　　　　　郑　睿（深圳大学第三附属医院）

米其武（南方医科大学附属东莞市人民医院）　　　赵海波（深圳大学泌尿外科研究所）

杨文增（河北大学附属医院）　　　　　　　　　　贺　妍（深圳大学泌尿外科研究所）

余新水（深圳大学泌尿外科研究所）　　　　　　　夏　梦（深圳大学第三附属医院）

张　璐（深圳大学第三附属医院）　　　　　　　　夏邬超（深圳大学第三附属医院）

张丽君（吉林大学中日联谊医院）　　　　　　　　高　霞（深圳大学泌尿外科研究所）

张金林（深圳大学泌尿外科研究所）　　　　　　　黄东瑞（深圳大学泌尿外科研究所）

秘　书

周子宇（深圳大学第三附属医院）

些是本书的编委会成员

哇！好厉害！

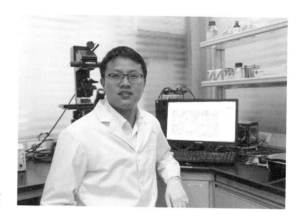

**吴 松**

医学博士，教授，博士研究生导师

　　深圳大学泌尿外科研究所所长，深圳大学第三附属医院泌尿外科带头人，深圳市泌尿外科诊疗质量控制中心主任，国家重点研发计划首席科学家。

　　膀胱癌早期诊断相关研究内容获国家发明专利4项，并转化为医疗诊断产品。获国家优秀青年科学基金、"全国五一劳动奖章""深圳市青年科技奖"，为"广东省卫健委医学领军人才""广东省委组织部'特支计划'科技创新领军人才""广东省委组织部'特支计划'科技创新青年拔尖人才"，入选"福布斯30位30岁以下亚洲医疗健康领域精英影响力人物"。

# 前 言

　　随着我国人民生活水平的不断提高，营养物质摄入的增加，工作压力的增大，不健康生活习惯的养成，国民泌尿系统疾病的患病率逐年增加。我们知道，尿液与神经、内分泌、循环系统等密切相关，尿常规检查能提前获知这些部位出现的某些失常，尿常规化验是分析接受尿常规检查者的身体状况的重要依据。

　　本书旨在通过简单、通俗、形象的文字及漫画将专业化的医学知识普及给非医学专业的大众，使其对肉眼下能观察到的正常和异常尿液有初步的认识，并让大众在看到自己的尿常规化验单时，能对各项化验指标所代表的临床意义有初步了解。该书以普通读者需求为导向，编写过程中广泛听取意见，确保内容、形式恰当，趣味性、可读性强，适合各年龄段人群和不同知识层次水平的读者阅读。

　　人们不可能每天都到医院进行一次尿常规的化验检查，如果通过肉眼就能辨识尿液的正常与否，例如尿液量、颜色、气味的改变等，那么便可以及早发现自己身体出现的问题，及时就医，早期诊断，早期治疗，对于疾病的预后有很大帮助。

　　最后，祝愿每位读者拥有健康的身体，关爱生命从一泡尿液开始。也希望本书可以成为广大读者的良师益友。

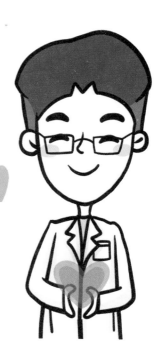

# 目　录

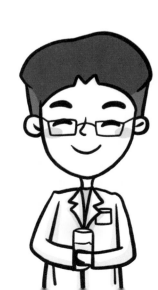

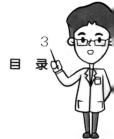

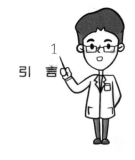

# 引 言

为什么要做尿检?

或许您会密切关注心脏方面的疾病,您也会去了解肝脏的保健知识,可能也懂得如何通过健康饮食来护胃,但是您对自己的肾脏了解多少呢? 调查发现,大多数人并不了解肾脏在身体健康方面饰演什么角色,即便是肾脏已经向自己的"主人"发出危险讯号,但是因为不了解而忽视这些讯号,未能及时就诊,造成疾病的发生发展。如果能及时发现这些危险讯号,部分肾脏疾病的病情进展可延缓甚至治愈。

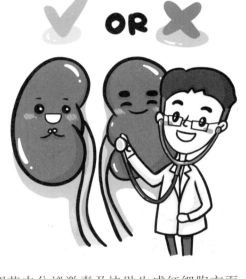

您的肾脏在清除废物、平衡水和电解质、控制血压、维持骨骼健康、调节内分泌激素及协助生成红细胞方面发挥着重要作用。正常情况下,每一天您的肾脏都会过滤约 20 L 血液。血液在流经肾脏时得以净化,其中的毒素和废物会随尿液排出。但当肾脏受损时,这些生理功能都会受影响。肾脏出现疾病会引发严重的健康问题,如心功能不全、高血压、贫血、中风、骨折和肾衰竭等。

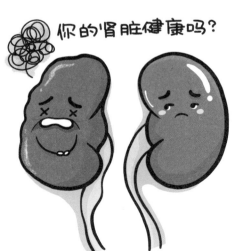

讲一则关于尿液的幽默故事。一个喝得烂醉的人去酒厂参加招聘,厂长让手下把这个醉汉的眼睛蒙上并拿出几种酒让他品尝以此考验他的能力。

**尿大夫——体检专家**

喝完后，醉汉一一道出了酒的品牌和度数等，对于他的表现大家都很吃惊。女秘书接收到厂长的眼色，把一杯尿液端给醉汉。他尝后说："女，26 岁，怀孕 3 个月。"全场一片静默，醉汉觉得自己没有应聘成功，狠斥道："要是我应聘失败了，我就说出孩子的父亲是谁！"厂长和副厂长听后，立马异口同声地说道："就你了！"这是一篇有关尿液的幽默故事，虽然荒谬，但并不是没有道理。尿液确实能够反映人体内大量生物化学信息，全身大部分疾病都能在尿液中有所体现。可

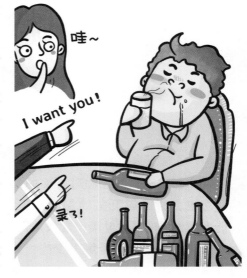

往往有些朋友去体检时，抽几管子血，花了成百上千块钱做各种检查，却忽略了只需要几十块钱做一次的尿检，结果造成某些疾病的漏诊。

下面两个真实的关于尿液的故事，或许能帮助您了解尿液的重要性。

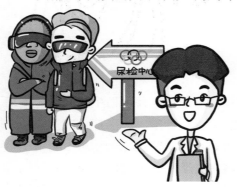

第一个故事发生在 1988 年的汉城奥运会上，美国短跑选手卡尔·刘易斯与加拿大百米短跑运动员本·约翰逊进行百米"世纪大战"。一直战绩平平的约翰逊在这次的"世纪大战"中取得该项目的冠军，同时，还打破了世界纪录，开创了新纪录。可是在赛后的尿检中，约翰逊并没有配合工作人员的工作，最开始时说没有尿，但由于工作人员一直不肯离开，约翰逊只好留下了尿液的标本。两天之后，国际奥林匹克委员会主席萨马兰奇面色沉重地向公众宣布约翰逊的尿检结果为阳性，证实他服用了违禁药物。他此次汉城奥运会的成绩无效，所创的世界纪录也被取消，男子百米的金牌获得者应该为原银牌得主卡尔·刘易斯。加拿大的报纸上，前一天标题还是《加拿大百米飞人勇夺金牌》，第二天就变成了《牙买加短跑选手药检呈阳性》。事情的真相终于水落石出，约翰逊在短跑界的名声一落千丈。"约翰逊"一词也因此变成骗子的代名词，如果说这个人"真约翰逊"，它的意思就是这个人没有诚信，不值得信任。

　　第二个是尿液挽救世界和平的故事。1999 年 2 月 7 日，约旦国王侯赛因逝世。当时叙利亚的总统阿萨德不顾年老体弱，飞往约旦参加侯赛因的葬礼。但这一切都在以色列特工的预料之中，他们与约旦的特工取得联系，进行合作。正如以色列特工的推测，年老多病的阿萨德总统刚住进早已安排好的宾馆，就问贴身保镖洗手间在什么地方。一位约旦女特工装扮的服务员非常周到地把阿萨德领到了洗手间。随后，阿萨德就对着便器小便，并像往常一样按动了冲水装置，亲眼看着自己的尿液和水一起冲了下去。然而，这些水和尿液的混合物并没有顺着下水道流走，而是流进了以色列特工在便器下面特别安装的一个容器里。等阿萨德一转身走出厕所，特工立即行动，将容器取出。就这样，阿萨德的尿样被送入以色列某医学研究院。该研究院调集了病理学、生化学及临床各科的专家，对尿样进行研究分析。很快化验结果出来了，他们推测阿萨德总统患有癌症、糖尿病、心脏病。微量分析结果甚至提示了他服用何种药物来缓解病痛。这些检测结果汇总成一份医学档案，在当天便送到以色列总理的手上。做事一向沉稳的以色列总理坐不住了，立即与叙利亚讲和。因为阿萨德总统的生命已进入倒计时阶段，如果不在他有生之年使两国达成协议，那么中东和平极有可能再度陷入迷雾之中。一份看似普通的尿液竟然对一个国家的决策产生了影响，甚至推动了世界和平的进程。这件事被公开后，各国都把国家领导人的尿液作为核心机密来保护。（内容引用来源：丁香园论坛，https://www. dxy. cn/bbs/newweb/pc/home。）

　　下面是一则病例：

　　患者，男，45 岁，今日晨起上厕所时发现小便颜色如洗肉水色，遂到医院就诊。下面是该男子到医院就诊时与医生的对话：

　　医生：您好，请问您哪里不舒服？

　　患者：医生您好，我今天早上起来上厕所时发现自己的小便中好像有血，有点像洗肉水的颜色，您说我这是怎么回事啊？

　　医生：那还有没有其他的症状呢？比如说小便有没有浑浊的现象？小便的时候有没有疼痛？或者说小便的量跟平时相比是多了还是少了呢？

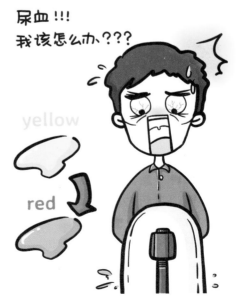

患者：除了颜色有改变，没有发现其他异常的情况。

医生：那您近期有没有发烧？

患者：也没有。

问诊继续进行……

患者：医生，您问了那么多，那您知道我到底是得了什么病吗？

医生：现在还不能明确诊断，因为我们的尿液成分或者含量的变化反映的不仅是泌尿系统的问题，也有可能是血液、内分泌、循环系统等局部的或者全身的病理变化。

患者：啊？小便还能反映全身系统的疾病吗？

医生：当然可以。我先给您开个化验单，您先去做一个尿液检验。

患者：为什么要去做这个尿液检验呢？

医生：因为任何系统的病变导致血液成分发生改变时均能引起尿液成分的改变，一些发生在泌尿系统的疾病，如炎症、结石、肿瘤等，尿液检验就是这些疾病诊治和疗效观察的第一选项。在进行健康普查的时候，尿常规的结果可以用来评估一个人的健康状况。在患肾、肝、胆疾病和糖尿病的时候，尿液都会有所改变，尿常规的检查结果对于这些疾病的早期诊断和预防都有极大的意义。

通过上面这个简短的故事，我们明确了尿检的重要性。肾脏过滤血液后形成代谢产物——尿液。正常情况下，肾脏的"筛孔"是不能滤过细胞和大分子物质的，比如蛋白质、脂肪等。但是像水、离子、药物的分解产物、肌酐、尿素等代谢废物都属于小分子物质，是可以滤过的。我们通过检测尿液中的某些物质，就可以了解人体内发生了哪些生物化学变化，进而推断出可能患有的疾病。例如，尿液中检测出了胆红素，这种情况可能预示着有肝炎、胆道结石等；尿液淀粉酶阳性提示可能患有急性胰腺炎；

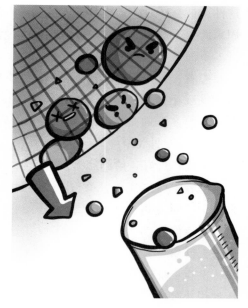

尿糖阳性，可能是机体血糖调节出了问题，甚至是糖尿病；尿酮体阳性则可以显示出酮症酸中毒的存在，而酮症酸中毒是糖尿病病情加重的常见表现；

如果发现尿液呈乳白色，医学上称乳糜尿，有可能是感染寄生虫后得了丝虫病；儿茶酚胺在尿液中异常增多，可能提示嗜铬细胞瘤。倘若尿液中钙浓度增加，应考虑甲状旁腺机能亢进症、多发性骨髓瘤等；如果出现尿液钙浓度下降，很大可能是甲状旁腺功能减退。另外，如果发生铅、汞、镉、铋等中毒，这些重金属元素也会在尿液中体现出来。肾脏会把药物的大部分代谢产物排泄出体外，因此，通过尿检便可以了解某人服用了哪些药物。体育竞赛的尿检，正是根据这个原理。绝大多数的肿瘤细胞会分泌一些具有特异性的物质，通过检测尿液中是不是含有这些特异性物质就能够对肿瘤进行早期筛查。在肾脏出现病变的情况下，尿液的改变会更加明显。肾脏出现病理性损伤后，就好比是筛子破损后粮食会漏出来一样，血液中的某些物质，如蛋白质、红细胞等，就会从肾脏破损的"筛孔"中漏出来被检测到，形成所谓的蛋白尿、血尿；尿路感染时，尿液中还会检测出白细胞；此外，肾小球尤其是其中的肾小管发生病变后，尿量也会发生变化，比如夜尿增多等。

没想到生活中看似普普通通的尿液，竟然隐藏着那么多的信息。然而较之采血，留取尿液标本既无创伤且易于获得。因此，请千万不要拒绝医生让您进行尿液检测的建议。接着我们就来了解一下尿液在人体中是怎样生成的，在此之前先给大家简单介绍尿液的生成场所——肾脏。

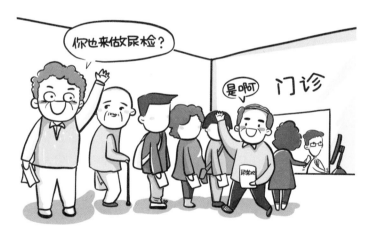

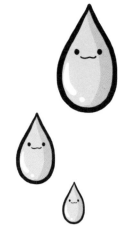

第一部分
尿液的生成

# 肾 脏 解 剖

如果把人体比作一个工厂，那么我们人体的各个器官都各自承担着相应的职能：通气换气设备——以肺脏为中心的呼吸系统，能量运输设备——以心脏为中心的循环系统，机械重器设备——以骨骼肌肉为中心的运动系统，加工吸收设备——以胃肠为中心的消化系统，过滤处理设备——以肾

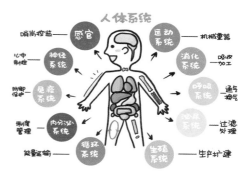

脏为中心的泌尿系统，等等。本书主要介绍人体的过滤处理设备，其核心就是肾脏。肾脏就像两个高效的"污水处理器"，为成对的蚕豆状器官，位于人体脊柱的两侧，贴附于腹后壁。在解剖学上，以椎骨为标志，左肾上端与第 11 胸椎齐平，下端则平第 2 腰椎；右肾上端与第 12 胸椎齐平，下端则平第 3 腰椎。单个肾脏的平均重量为 120 ～ 150 g，长度为 8 ～ 14 cm、宽度为 5 ～ 7 cm、厚度为 3 ～ 5 cm；受肝脏解剖位置的影响，左肾比右肾稍高。

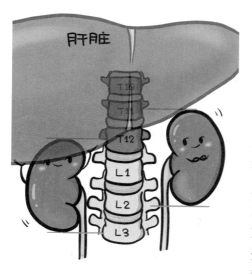

肾脏的主要结构及其功能如下：

每个处理器均配备了超过 100 万个的污水处理部件，也就是肾脏结构和功能的基本单位——肾单位。通常是一个肾小体和一条肾小管合在一起共同组成了肾单位，而肾小体又是由一个肾小囊和被其包围的肾小球构成。肾小球是一团毛细血管球，两端分别是入球小动脉和出球小动脉。入球小动脉是

**尿大夫——体检专家**

肾动脉的分支，出球小动脉则连接肾小球与肾小管周围的毛细血管。肾小球由一层薄薄的囊腔紧紧包裹，即肾小囊。肾小球的血管壁和肾小囊腔壁均由一层细胞构成，因为其较薄，所以有利于进行物质交换。肾小球是执行肾脏滤过功能及清除人体代谢产物和有毒物质的重要场所。肾小管是细长迂回的上皮性管道。通常分为三段：①第一段与肾小囊相连，被称为近端小管，分为曲部和直部；②第二段被称为髓袢细段；③第三段被称为远端小管，分直部和曲部，其曲部末端与集合管相连。近端小管直部、髓袢细

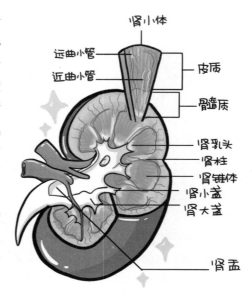

段与远端小管直部连接，呈"U"字形，称为髓袢。肾小管的功能主要是重新吸收肾小球所滤出的有用物质（如糖、氨基酸、小分子蛋白质和盐分等），同时也清除某些代谢产物和药物，并调节机体酸碱和水盐的平衡。肾小管最终汇入集合管，开口于肾盂，集合管和肾盂则是尿液排出的通道，参与机体水盐平衡调节。除了这些结构，在肾小管的周围还缠绕着一层毛细血管网。

老年人肾脏解剖及生理学特点：

肾脏的大体解剖结构随着年龄的增长而改变。对正常成人来说，两肾的总质量一般在230～300 g；但超过40岁后，肾脏会慢慢地萎缩，体积缩减，质量降低；80～90岁时，肾脏的质量一般降低20%～30%。体积较20岁减少20%～40%。解放军总医院的尸检资料显示，60～69岁年龄组的两

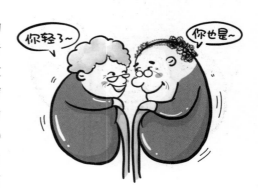

肾平均质量为190～260 g，70～79岁年龄组的为180～230 g，80岁以上年龄组的则为150～210 g。50～80岁时，肾脏较长的直径平均缩短了2 cm左右，而肾脏体积的减少主要是因为肾皮质变薄。

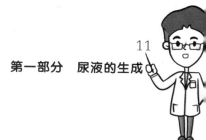

## 一、肾脏的功能

### 1. 排泄体内代谢产物和有害物质

人体内时刻都在进行着新陈代谢，在此过程中必然会产生一些人体不需要甚至是对人体有害的废物。这些物质大部分是通过肾脏排泄，只有一小部分是通过胃肠道排出，从而保证人体的生理活动能够正常进行。此外，进入人体的一些有毒物质也能通过肾脏被排泄出去。许多药物经由肾脏排泄，这些药物和/或其代谢产物在肾脏的浓度很高，而且肾脏血流丰富，近端肾小管有很大的表面积，增加了毒素的吸收。因此，肾脏一旦出问题，由肾脏排泄的有害物质便不能完全排出，在体内积聚，可引起各种病症。

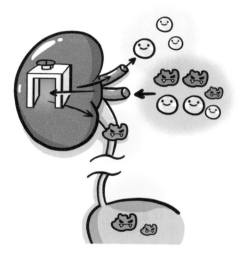

肾脏的"安检"

肾脏的这种将对机体有用的营养物质保留下来，而将代谢废物及毒素排出的功能，被我们形象地称为"血筛子"。

### 2. 生成尿液，维持水的平衡

生成尿液是肾脏的主要生理功能。正常人的血液在流过肾脏时，由于动脉内压力较高，便会被滤出一种类似于血浆但不含蛋白质的液体，称为原尿。尿液则是由原尿中绝大多数水分、全部糖以及部分盐被重吸收，留下大部分氮和代谢废物所组成的，占原尿的1%。正常成人生理情况下尿量为 1 000 ～ 2 000 mL/天，淡黄色或无色透明，尿比重为 1.003 ～ 1.030。若尿比重和尿量异常，则说明肾脏已经拉响了健康的警报。

### 3. 维持体内电解质和酸碱平衡

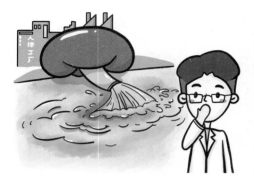

肾脏对体内的多种离子都具有调节作用。钠离子在肾脏中的调节是：多吃多排，少吃少排，不吃不排。钾离子有所不同：多吃多排，少吃少排，不吃也排。氯离子则随着钠离子的排泄而排出。此外，磷、钙、镁等离子也通过肾脏维持生理平衡。这些离子对于体液平衡的维持起着不可替代的作用。肾脏还能通过产生氨和马尿酸来调节酸碱平衡。很多肾病患者有酸中毒症状就是因为肾脏的代偿出现了问题。我们可以把肾脏这种调节体内水及电解质代谢，维持内环境稳定的功能称作"调节器"或"稳压器"。

### 4. 调节血压

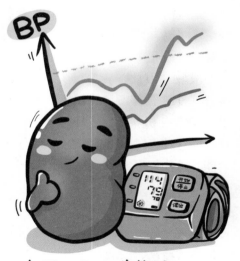

肾素是由肾脏分泌的一种催化剂，它可以升高血压。当机体内出于各种原因出现钠缺乏，血浆容量降低产生低血压时，肾素就会从肾脏中释放出来。它能催化从肝脏中释放出来的血管紧张素原转换成血管紧张素Ⅰ，再经过转换酶（另一种催化剂）变成血管紧张素Ⅱ，然后与醛固酮一起作用，使血压升高。有趣的是肾脏还可以分泌前列腺素使血压降低。它是通过增加肾皮质的血流量，促进尿液和钠离子的排出，从而减少血管阻力，达到扩张血管而降压的目的。肾素和前列腺素共同作用，一起为机体的血压调节贡献着自己的一份力量。

血压！我来控制！

### 5. 促进红细胞生成

肾脏还可以通过分泌促红细胞生成素（EPO）促进红细胞生成。EPO作用于骨髓造血系统促进原始红细胞分化成熟，而原始红细胞的成熟又可以增加骨髓对铁的利用，从而加速血红蛋白和红细胞的生成，并促进骨髓网织红细胞释放入血。肾衰竭造成的贫血程度与肾衰竭的发展呈正相关，这是因为肾衰竭时体内 EPO 含量下降。应用外源性促红细胞生成素，可弥补EPO 在体内的不足，从而改善肾性贫血症状。

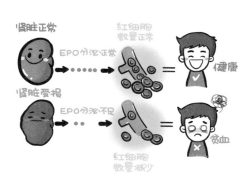

### 6. 促进维生素 D 的活化

维生素 D 只有在肾脏经过一系列的加工处理变成活化的维生素 $D_3$ 才能发挥其作用。维生素 D 摄入体内后，首先在肝脏 25 - 羟化酶的处理作用下转化为 25 - 羟维生素 $D_3$，然后在肾脏皮质 1 - 羟化酶的作用下，最终形成人体所需的 1，25 - 二羟维生素 $D_3$（为活化的维生素 $D_3$）。其主要生理作用为：促进胃肠道对钙磷的吸收；促进体内骨钙转移；促进骨骼正常生长和软骨钙化；促进肾小管重吸收磷，控制尿磷产生；抑制甲状旁腺素的生成分泌。

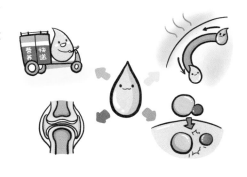

## 二、水能量

### 1. 一切生物的生存都离不开水

水是人类及其他生物生存的必需品，是生物体生长代谢必需的基本物质，是体液的主要组成部分。水具有其特殊的理化性质和不可替代的生理功能。

（1）运输营养物质和代谢产物。水是一种无可替代的溶剂，人体生长发育所需的所有营养物质及代谢产物几乎都能溶于水。脂类及部分蛋白质等不易溶于水或完全不溶于水的物质，也可以通过在水中形成胶体溶液，从而进入血液循环分布于全身被吸收利用。

（2）调节和维持体温的恒定。因为水具有较大的蒸发热、比热容及流动性，而比热容越大则代表着吸收的热量越多，所以当水在体内不停循环流动代谢时，就会带走机体代谢等活动产生的热量从而维持机体的正常体温。那些被吸收的热量经体液交换及血液循环，随后被运送到体表，再通过体表毛孔散热，水分蒸发将热量释放到外环境中，进而使机体温度维持在一个均匀而相对恒定的范围。由于水的蒸发热较高，人体出少量的汗，就可散发大量的热，这为人在较高的气温环境中正常活动奠定了基础。

（3）促进机体化学反应的发生。上面说到体内代谢产物几乎都可以溶解在水中，有利于机体化学反应的发生，水还可以促进多种电解质的解离。此外，水也可以直接参与体内的水解和氧化还原等多种反应。

（4）润滑作用。润滑作用包括减少关节等组织处的摩擦等。

## 2. 肾脏生成尿的过程

肾脏是尿液形成的唯一器官，肾脏最基本的功能单位叫作肾单位。那么问题来了，肾单位是怎样生成尿液的呢？前文我们讲到，尿液是由血液经过过滤加工形成的，当体内血液流过肾脏时，其中大部分血液都要经过肾小球，而肾小球的功能就相当于滤过器，流经肾小球的血液除了大分子的蛋白质，水和各种小分子物质都能透过肾小球毛细血管和肾小囊的壁层进入肾小囊的囊腔，形成原尿。然后，原尿在经过肾小管系统时，肾小管上皮细胞会重吸收99%的水和大部分机体需要的物质入血，最后只有少量的水和不能被重吸收利用的代谢产物形成尿液，排出机体。

# 尿液生成基本过程

大家都知道，尿液是在人体排泄器官肾脏生成和排出的，那尿液具体又是怎样形成的呢？尿液的生成总共分为三个基本部分：①肾小球的滤过作用；②肾小管和集合管的选择性重吸收；③肾小管和集合管的滤过形成终尿。

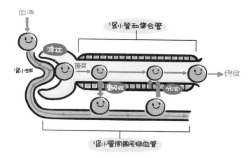

健康人每日大概有 150 L 的原尿生成，而真正每日尿量仅有约 1.5 L，大家想过是为什么吗？

血液在体内循环流经肾脏时，肾小球毛细血管网就像是一个"筛网"，起到滤过的作用。血浆中的许多物质，除了血细胞和大分子蛋白质，葡萄糖、氨基酸等都会经肾小球滤出到肾小囊从而形成原尿。因此，当人体出现蛋白尿时，肾小球的功能可能已经受损。影响肾小球滤过功能的主要因素是：肾小球滤过膜的通透性、滤过膜的面积、有效滤过压和肾血流量。

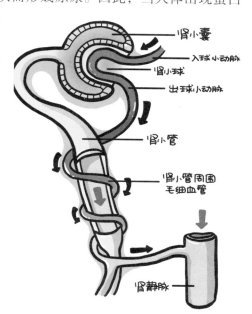

原尿离开肾小球后便进入肾小管，在肾小管和集合管会被选择性重吸收。那什么是重吸收呢？通俗地说，这个过程就是二次回收。本来经过"筛网"的一次滤过后滤出液里的成分有水、葡萄糖、无机盐、氨基酸等，但在途经肾小管、集合管时又被再次过滤了一遍，这次滤过使 99% 的水分和一些营养物质，如葡萄糖、蛋白质等，皆被重新吸收到血液中。钠离子、氯

**尿大夫——体检专家**

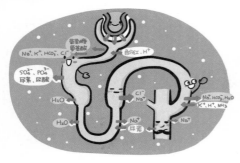

离子和尿素，虽然在肾小管各段均能被重吸收，但主要重吸收部位集中在近曲小管。肾小管有两种不同的重吸收方式：主动重吸收和被动重吸收。①主动重吸收。主动重吸收是指滤液中的溶质在肾小管上皮细胞的帮助下逆着浓度差的方向进入血液中。终尿形成最关键的步骤就是尿液的浓缩和稀释，小管液在近端小管的吸收方式为等渗重吸收，其意思就是在近端小管的位置，小管液渗透压与血浆渗透压相同。②被动重吸收。肾小管上皮细胞附近小管液与血液存在浓度差和电位差，与主动重吸收刚好相反，被动重吸收是顺着浓度差的方向将部分溶质转运到小管外的血液中。但在流经远端小管和集合管时，渗透浓度可出现大的变动。髓袢就犹如一个"U"型管，在髓袢降支细段，水在此有"特别通行证"，可以自由出入，而其他物质则没有这个权限。因此，在小管外组织液高渗的情况下，小管液流经此处时水被重吸收，故随着小管液在降支的运输，小管液浓度逐渐地升高直至与髓质组织液渗透浓度相仿。相反地，在髓袢升支细段，水的"特别通行证"失效而其他物质在此可以被重吸收，因此，小管液渗透浓度随着在髓袢升支细段的运输而降低。在髓袢升支粗段，肾小管上皮细胞对小管液中的氯化钠特别青睐，可以主动重吸收氯化钠入血液。小管液浓度随着氯化钠溶质的减少而降低，最终成为低渗液。介绍完尿液浓缩和稀释的原理，估计大家已经晕头转向了，那么接下来总结一下：肾小球每天从血液中过滤出 150 L 原尿，在肾小管髓袢降支细段重吸收了 99% 的水分后，尿液被浓缩；在髓袢升支，小管液溶质被吸收入血，尿液因此被稀释。这就很好地解释了，为什么肾脏过滤出那么多的原尿后只剩下 1.5 L 左右的终尿。

这样，肾脏的功能就一目了然了，它是尿液生成的加工厂，能够区分哪些物质是人体需要的从而进行重吸收，哪些是废物需要排出体外的，以调节水和电解质及酸碱的平衡。同时，肾脏还具有内分泌功能，能分泌多种人体正常活动所需的激素：①肾素。肾素通过间接对血管作用收缩血管，且促进分泌醛固酮和抗利尿激素，促使

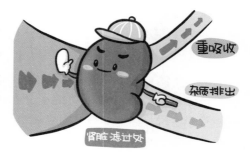

血压升高以维持肾脏正常的滤过压；②促红细胞生成素。促红细胞生成素能加快骨髓幼红细胞的成熟和释放，并使网织红细胞快速进入血液循环，以增加红细胞的生成；③前列腺素。前列腺素可以用来调节血压以及体液的平衡，其机制是可以使血管扩张进而降低血压，同时还可以利尿排钠。④激肽类。肾脏也是人体局部某些激素的作用点和降解场所。肾脏的这些功能是为了保障机体有一个稳定的内环境，使新陈代谢能够正常进行。也就是说，肾脏是人体这个工厂的重要组成部分，离开它，污物就积聚在体内排不出来。如果肾脏的功能出现障碍，必然会影响人体新陈代谢的正常进行，严重的时候还可能会导致尿毒症而危及生命，人体也就无法再运转下去了。

## 一、尿生成过程的调节

尿液生成的各个环节受到很多机制的调节，包含了对肾小球的滤过功能和肾小管重吸收及其分泌的调节。这其中包括肾脏的自身调节和上级神经系统的体液调节这两种方式对肾脏血流量进行实时监控。

（1）肾脏的自身调节。肾脏的自身调节表现为肾脏调节的球－管平衡，肾小管对经过肾脏滤过的溶质和重吸收水的量随着肾小球滤过率的变化而改变。当肾小球滤过率升高时，溶质和水被重吸收的量也随之增多；当肾小球滤过率降低时，肾小管重吸收的量也会减少。正常人近端小管的重吸收率占肾小管滤过率的65%～70%，这种比例变化比较稳定的现象我们称作球－管平衡。它的稳定对人体有着至关重要的生理意义，当肾小球滤过率在正常范围内变化时，能够使人体排泄的溶质和水保持基本稳定。在病理条件下，这个平衡可能被破坏，对人体自身产生不良影响。在肾脏的自身调节中，如果肾小球滤过率升高，肾小管重吸收水和溶质的量增多时，堆积在体内的"废弃物质"的增多自然会导致相应的损伤。肾小管液中溶质浓度会产生渗透压，由于它们能够提高其容积压力，当肾小管内液体溶质浓度过高时，会导致其渗透压也随之过高，进而影响肾小管对水的重吸收。

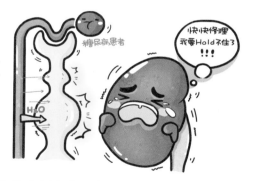

（2）神经体液调节。神经体液调节主要包括对醛固酮、抗利尿激素、心钠素的调节。

肾交感神经在尿液生成过程中是如何产生影响的呢？①收缩入球小动脉和出球小动脉，且入球小动脉的收缩更为显著，流经肾脏的血流阻力增大，肾小球毛细血管血浆流量降低，该处的血压也降低，使肾小球滤过率下降；②肾脏球旁器中的球旁细胞在受到特定的刺激后会分泌肾素，肾素经过一系列的反应增加血管紧张素Ⅱ和醛固酮的含量，从而增加对钠和水的重吸收；③增加近曲小管和髓袢上皮细胞对钠离子、氯离子和水的重吸收。

A. 醛固酮。醛固酮是一种类固醇激素，由肾上腺皮质球状带分泌，可以促进远曲小管和集合管对钠离子的重吸收及钾离子的排出，即有保钠排钾的功能。因此，可以看出醛固酮的作用十分重要，尤其在平衡体内离子浓度及维持细胞外液量和血液循环量的相对稳定上意义重大。醛固酮的分泌调节主要受血管紧张素和血液中钾离子、钠离子浓度的共同作用。当血液中钾离子浓度增高、钠离子浓度降低时，可刺激肾上腺皮质球状带，促使醛固酮分泌增加，以维持血液中钾离子和钠离子浓度的平衡。血中钾离子对醛固酮的影响主要体现在其浓度升高会使醛固酮分泌的敏感度相对升高。

B. 抗利尿激素。抗利尿激素也叫血管升压素（VP），是一种肽类激素，由下丘脑生成。其主要作用是增加远端小管和集合管上皮细胞对水的通透性，利于水的重吸收，从而使尿液浓缩，尿量变少。除此之外，抗利尿激素还可以增加髓袢升支粗段对氯化钠的主动重吸收和内髓部集合管对尿素的通透性。这些作用提高了髓质组织间液的渗透浓度，为尿液的进一步浓缩创造有利的条件。因此抗利尿激素在尿液的生成调控中扮演着重要角色。抗利尿激素的分泌主要受血浆晶体渗透压和循环血量的影响。当大量的流汗、严重呕吐或腹泻导致机体丢失过多水分时，血浆内离子浓度会有所增高，增加了对渗透压感受器的刺激，于是抗利尿激素分泌增多，其远端小管和集合管对水的重吸收显著升高，尿液浓缩，尿量减少。相反，大量喝纯净水后，血浆的晶体渗透压降低，那么抗利尿激素的合成、分泌减少，进而减少远曲小管和集合管对水的重吸收，尿液稀释，尿量增多。

C. 心钠素。心钠素又叫心房钠尿肽或心房肽。它通过心肌细胞合成、贮存及释放，分布于部分外周组织和器官、中枢神经系统和部分外周神经节的细胞里。它具有促进尿排泄、促进钠离子排泄、促进血管扩张、降低血压等功能，即能够参加机体水盐代谢的调控。除此之外，心钠素的水平往往和心力衰竭患者的病情关联，即心功能越差，心钠素水平就越高。

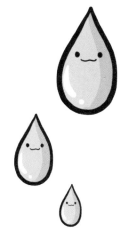

第二部分
肉眼下的尿液

# 尿　　量

说起尿液，人们常常会认为这不过是人体新陈代谢的一种"副产品"。其实，尿液还是我们身体健康状况的"晴雨表"。每天尿量的多少，多尿少尿现象的背后都预示着身体的某种健康或疾病状态，这里面可有大学问。尿量增减或排尿频率的改变都可以看作身体出现异常的征兆。人体尿液出现异常的情况，大多是肾脏或者尿路系统出现疾病的首个特征，也是人们发现疾病真实情况的重要线索。一方面，尿量的多与少常常取决于肾脏滤过功能、肾脏重吸收和浓缩与稀释尿液功能的健全与否；另一方面，尿量的变化还与一些非疾病因素有关，比如每天实际饮水的量、周围环境的温度和湿度、食物种类、运动量、年龄等有关。

即便是正常人，每个人的尿量也会有所不同，但通常情况下有一个恒定的正常范围。一个正常成人每天的尿量在 1 000 ~ 2 000 mL。正常生理情况下，尿量过多或者过少对人体健康而言都是不利的。

每个人对水的需求量都是不一样的，这跟平时的运动量、气温变化、年龄等因素有关。生命最早起源于水里，人体内的水分约占体重的 60%，为体内的各种正常生理活动提供适宜的内环境。一个正常成人不进食只喝水照样能存活 7 天左右，但是如果他不吃不喝最多只能存活 3 天。由此可见，水在人的生命活动中承担着至关重要的角色。

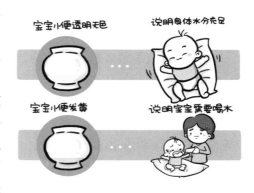

成人每天摄水量应该在 2 000 ~ 2 500 mL，但这也不是绝对的。在天气炎热且出汗量较多的情况下，应该多摄入水分；而天气寒冷干燥时虽然不出汗也应该多一些水分的摄入。当然，不同的年龄对水的需求量也有差异，婴儿往往比老年人需要更多的水分。人体对水的需求源于水在机体的新陈代谢过程中起着重要作用，因此，我们需要补充合适的水分。在日常生活中，您可能不会刻意去喝水，往往等到自己感到口渴了才去补水，其实这是不对的。那么，在没有出现口渴的情况下怎样才可知道自己体内已经缺水了呢？

## 一、通过尿量和尿液颜色可判断是否缺水

（1）尿量。"7"是一个与人类排尿很有缘分的数字，通常情况下，人每天大概排尿7次，每次排尿时间大约7秒钟。如果您的排尿次数明显高于或者低于这个数字，就说明您的生活方式不够健康或者身体健康出了问题。

（2）尿液颜色。一般情况下，正常的尿液是无色透明的，有时略微发黄。如果黄色较深，如晨起的第一泡尿，大多数人都是发黄且颜色较深，这多是夜间摄入水分较少，尿液浓缩的结果。因此，晨起喝一杯温开水有利于补充夜间机体丢失的水分。如果还伴有一些症状，如发热或者腹泻，除了补充水分，还应当及时去医院就诊，治疗原发疾病。

## 二、白开水是最好也最安全的饮用水

进入胃肠道后最容易被吸收的饮用水是白开水，对机体的新陈代谢、调节体温、输送养分等生理功能都有很大帮助。我们认为，只要水是健康清洁的，没有对身体有害的病菌、寄生虫、亚硝酸盐、超标的离子等物质，就达到了我们通常所说的饮用标准，就可以满足基本的生理需求；而购买昂贵的"无菌水"其实没有必要。在饮用白开水时，温度也很有讲究，温开水（40℃左右）是最好的，尽量不要喝冰水或者过烫的水。口渴时，补水过程也尽量不要急促暴饮，因为暴饮对身体也是不利的。

## 三、婴儿不适宜喝矿泉水和纯净水

矿泉水含有较多矿物质，矿物质需通过肾脏代谢。由于婴儿的器官尚未发育完善，其对于外界影响因素所致不良结果的调节能力有限，肾脏的滤过功能更是比不上正常成年人的。因此，矿泉水中含有的多种矿物质不但不会给婴幼儿带来好处，反而会加重其肾脏负担，并且容易破坏食物提

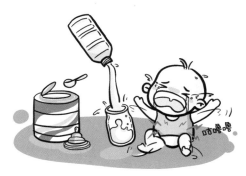

供的原有营养物质的平衡。另外，纯净水对于婴幼儿来说也不是什么玉露琼浆，纯净水中矿物质含量过低，不能满足婴幼儿机体所需矿物质，长期饮用会导致营养不良，且纯净水在处理过程中难免会使用一些化学物质以达到消毒彻底的标准，这些化学物质更是会对婴幼儿的肝功能造成直接损害。

## 四、适宜的饮水量

饮水量的多少也是有讲究的，太多或者太少都是不合理的。太少会导致机体缺水状态得不到补充，太多可能会导致机体电解质的流失出现功能紊乱，甚至有水中毒的风险。我们每次补充的水分以 150 ~ 200 mL 为宜，在这里尿大夫再次提醒广大读者，切记不要暴饮。

补水需要注意以下几点：

（1）饭前不能摄入太多的水分。因为饭前摄入水分过多会稀释胃液，一方面不利于食物的消化，另一方面水喝多了自然会产生饱腹感，综合起来看都会影响食欲。

（2）睡前尽量少喝水。睡前喝水

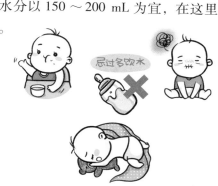

多，会使在晚上起夜次数增多，不仅会影响睡眠质量，进而影响第二天的工作效率，还可能会导致晨起后身体出现浮肿的情况。

（3）极度口渴时不能短时间摄入大量水分。在天气炎热或剧烈运动后，人体会通过排汗丢失大量水分，刺激口渴中枢产生渴觉，这个时候切记不能大量补水，否则会导致血液中盐的浓度降度，这可能会使我们的肌肉抽搐，有时候还会感到头晕，呕吐。这个时候可以选择喝一些淡盐水，以免盐分丢失过多。

## 五、夜尿

成年人一般情况下夜里排尿次数很少，可以美美地一觉睡到天亮，有些睡前有喝水习惯的人起夜次数也仅仅一两次。人们在入睡后，体内血流缓慢，新陈代谢率降低，经过肾小管的原尿可以被充分回吸收，因此，夜尿明显少于白天尿量。夜里尿量超过白天尿量，起夜次数也明显增加的话，我们称之为"夜尿增多"。

### 1. 夜尿增多的类型

夜尿增多分为生理性和病理性两种类型：生理性夜尿通常是由于饮茶、喝咖啡、吃西瓜、睡前饮过量的水等或是服用一些医学药物（如利尿剂）后所引起的。病理性夜尿则多见于各种基础疾病，如高血压、糖尿病、肾脏病变、心脏衰竭、尿崩症等。

（1）肾功能的变化会导致夜尿。如肾功能不全导致的肾浓缩功能障碍及水肿患者在夜晚平卧时夜尿会增多，这是因为水肿液体引发回流量增多，从而产生夜尿。

（2）心脏疾病诱发夜尿。夜尿增多对心功能不好的患者来说很常见，由于白天患者的活动量大，从而导致尿量减少以及肾血流量的相对下降。夜晚患者尿量开始增多，大多数提示有心功能变差的迹象。因为人在晚上睡着时，心功能的下降会让回心血量相对减少，肾脏血流量相对增加，因此，尿液也会增多。

（3）由基础疾病（如糖尿病和尿崩症）引发的夜尿。糖尿病和尿崩症所导致的夜尿不仅是夜尿多，并且日间尿量也会增多。具体原因会在"尿量增多"一节里向大家介绍。

（4）夜尿增多还可能是心理性因素造成的。如夜间失眠的人，他们出现夜尿的情况就很普遍，那是由于他们的交感神经始终得到兴奋，心率增快，血液循环也比正常入睡的人快，新陈代谢自然也加快。此外，夜尿增多还和年龄有关。夜尿增多的现象出现在老年人身上的概率会更大，这是因为随着年龄的增长，肾脏的血流会相对减少，重量相对减轻。一般从30岁左右到60岁期间，肾脏的重量及血流量呈进行性下降，在80岁左右时的肾脏重量大概只有40岁时的一半。由于老年人的肾小管变性、萎缩或扩张，从而降低了尿液的浓缩功能，使机体内大部分的水分排出体外，导致多尿及夜尿增多。

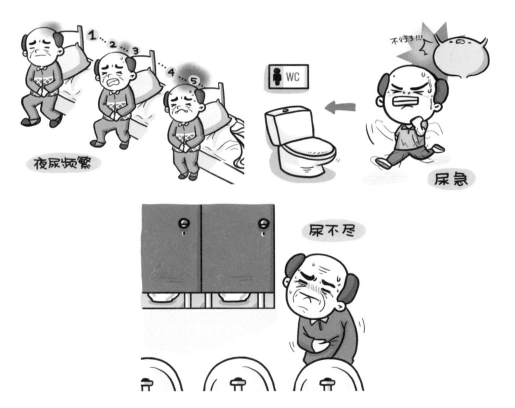

### 2．尿量增多的原因

（1）暂时性多尿。喝水过多或食用过多含水量多的食物，服用利尿剂或静脉输液过多等。

（2）尿崩症。尿崩症患者每天的尿量可多达 4 ~ 20 L，且尿比重很低。任何原因引起下丘脑－神经垂体病变都可导致抗利尿激素合成和释放受损的情况，如颅脑的外伤、感染、肿瘤、血管的病变，肾小管间质性病变等。糖尿病患者尿量增多是一种渗透性利尿现象，因为尿液里有许多葡萄糖和电解质，肾小管液中渗透浓度增加，致使肾小管周围的水分向肾小管移动。

（3）肾脏疾病。肾髓质受损、肾脏慢性炎症、肾小管性酸中毒、多囊肾、慢性肾盂肾炎、肾小管破裂导致尿液浓缩能力减弱以及在肾脏移植早期肾小管重吸收的能力还没得到改善时，这些情况都会导致尿量增多。

（4）精神因素。如癔症患者大量饮水后。

（5）药物。如噻嗪类、甘露醇、山梨醇等药物治疗后。

### 3．尿量减少的类型

（1）肾前性少尿，即发生于肾脏循环之前的因素导致的尿量减少。当全身血量减少（如遭遇外伤大量失血）时，流经肾脏的血流量会明显减少，因而肾脏的滤过减少，造成少尿甚至无尿，也常见于休克、心衰、低血压、脱水等情况。当机体处于应激状况（如受到创伤或发生感染）时，会使交感神经兴奋，抗利尿激素和肾上腺皮质激素分泌增加，从而增强肾脏的滤过功能并引起尿量的减少。

（2）肾性少尿，即肾脏本身原因导致的尿量减少。各种肾脏疾病所致的肾损伤，严重程度呈进行性发展，首先是肾脏部分结构的炎症改变，随后损伤进一步加重导致结构破坏，最后肾脏代偿功能失调，最终走向肾衰竭。

（3）肾后性少尿，即发生于肾脏循环之后的因素导致的尿量减少。常见于尿路不通畅，如双侧输尿管的肿瘤堵住了输尿管正常输送尿液的通路，在肾脏生成的尿液无法到达膀胱；膀胱颈口的肿瘤、男性患者前列腺增生肥大等造成的梗阻；肾脏、输尿管、膀胱以外的肿块压迫导致尿路狭窄，如女性巨大子宫肌瘤；疤痕牵拉造成尿路梗阻或排尿功能障碍等。

## 六、为什么要观察尿量

在人们当今的工作生活中，难免有很多应酬，自然少不了喝酒。在酒桌上，尤其是喝啤酒的时候，乘着兴致，觥筹交错间饮下一杯杯酒水。有过类似经历的人都知道，那些喝酒的人席间会频繁地上厕所。这是因为在大量饮酒时，机体经过吸收使血容量增加，而肾脏重吸收水分的能力是有限的，且在人体所需水分处于动态平衡的情况下，还摄入大量水分，必然要排出来。因此，饮水量的多少可以直接影响排尿量的变化。大家应该也会有这样的经历，炎热的夏天，坐在空调房里吃着西瓜看着剧，可是不一会儿就会想去上厕所，因为西瓜吃得太多。像西瓜这种富含水分的食物，吃到肚子里之后都会产生一种"利尿"的作用。类似食物还有梨、橙子、冬瓜、西红柿、黄瓜等。

在夏天，炎热的天气总会让人烦躁、口干舌燥，尿量也会因此减少。在这种环境下，大量出汗使人体中水分多为汗液排出而丢失，尿量就会减少。那么，尿大夫就要认真告诉您：随时随地适当补充水分，不要等着口渴的时候才开始补水。水是生命之源，我们人体离不开水，当您发现自己排尿量和平时相比变少时，最好主动补充水分。

当然，年龄的差异也会导致尿量的不同。主要是因为在不同年龄段里，人的肾滤过能力不同和机体代谢能力不同而表现的需水量的不同。我们人体内含有大量水分，这些水分和分散在水里的各种物质总称为体液。普通成年人体重的60%为体液量，其中，约2/3位于细胞内，被称为细胞内液；其余约1/3在细胞外，被称为细胞外液。在新生儿中，体液量占体重的70%～80%。即便是相同年龄段的个体之间，其代谢能力也有一定的差异。除此之外，长期锻炼的运动员和坐在办公室的秘书相比较，其尿量也有一定的区别。因此，只要我们适当观察尿量，就有助于我们提前发现身体里的潜在问题。

当我们肾功能出现问题的时候，它的滤过能力就会出现偏差。如果血液经过肾小球的滤过后，水分等物质大量丢失，那么此时尿量的增多就是病态的。当肾功能发生变化时，尿量也会发生变化。近年来，我国经济增长迅猛，人民生活水平也有很大的提高，因此，糖尿病患者人数也在近几十年逐年增加。典型表现有多尿、多

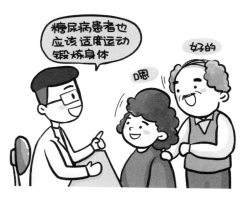

饮、多食和体重减轻，也就是经常说的"三多一少"现象。糖尿病患者应少吃含有碳水化合物多的食物，每天按时监测血糖，在医生的指导下进行有规律的体育锻炼，逐渐加强运动量，并长期坚持。可见，对尿量的早期观察，有助于早期预防或者发现疾病，早发现引起尿量变化的潜在诱因，及时改善饮食和去除诱因。

## 七、每天小便8次最正常

吃喝拉撒是我们人的正常生理活动，并和自身健康密切相关。有人认为排尿增多意味着肾虚，多喝水多排尿才能排出身体的毒素，这种想法到底有没有道理？以下是尿大夫给出的关于健康小便的问与答。

（1）一天小便几次最正常？（C）

A. 6次；B. 7次；C. 8次；D. 9次

解析：正常成人每日小便量一般少于3 000 mL，频率6～8次，其中，白昼4～6次，一次约300 mL，尿频就是指非过度饮水导致的每日排尿超过8次。多数人觉得一定是因为肾虚才总会有便意，实则非也。多数的尿频与肾并无必然联系。膀胱和尿道的病变、男性前列腺的病变也可能导致排尿过勤，不过尿量较少。另外，像糖尿病、多尿症等代谢性疾病则只引起排尿频率的增加，并不使尿量减少。只有通过尿液常规检查发现尿蛋白异常且出现尿频症状，才会考虑是否肾脏出了毛病。还有人是心理因素所致，总想着自己要去上厕所也会导致排尿频率增加。此时应注意：膀胱过度活动症可能会使尿意增加；膀胱慢性炎症或者是感觉神经过敏，也会出现尿意，不过并不是很急。

（2）饮水后，一般多久会去厕所排尿？（B）

A. 10～30分钟；B. 30～45分钟；C. 45分钟～2个小时；D. 2个小时以上

解析：一般来说，水在体内正常代谢需要30～45分钟，相当于学校里上一节课的时间。但是，就算是出现A、C、D这3个选项中的情况也不能说明身体肯定出现了问题。摄入的水分在体内循环的时间受多重因素的影响，例如摄入的食物太咸，水分在体内代谢的时间就会延长，产生尿意的时间就相对增加。再举个例子，如果聚会时一开始就不停地喝酒也没吃东西，很快就会产生尿意；但是，吃过东西之后再喝酒的话，产生尿意的时间就会相对增加。另外，身体是否缺水和环境温度的高低也会影响水在体内的代谢。运动时，身体大量出汗，机体处于高度缺水状态，摄入的水分会被大量吸收，就不容易排出；当温度过高时，排汗增加，尿液减少；当温度太低时，水分很少通过汗液的形式排出，从而大多转变成尿液排出体外。

## 八、每天8杯水

　　现在很多上班族每天长时间地坐在座位上一动不动，甚至连水也不去喝；更有甚者因为工作繁重，省下上厕所的时间来继续工作，长久以来形成了憋尿的不良习惯。这些坏习惯都是肾脏的"隐形杀手"。时间一长，肾脏及尿路疾病就会不请自来，甚至发展成尿毒症。临床中常遇到的肾结

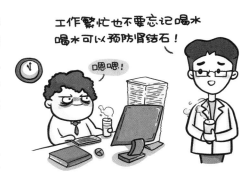

石、输尿管结石等多种疾病，都和每日饮水量过少相关。经常摄入高蛋白食物，例如，在没有专业健身教练的指导下过量服用蛋白粉，就会加重肾脏的负荷。大部分疾病在早期都没有明显症状，如果能够及早发现异常，就可以很好地控制病情，也能大大减少治疗费用。通过人们对日常饮水的了解，我们知道饮水过少会产生口渴感，饮水过多可能会导致水中毒、脑水肿，甚至危及生命。那么，正常人每天摄入多少水分才是恰到好处的呢？尿大夫表示，喝水讲究一个度，每天应分多次饮水，每次饮少量水。

　　"每天8杯水"这一理论说法大家可能知其然而不知其所以然，现在尿大夫就带着大家一起来探究一下"8杯水"的理论依据。

　　一般来说，一个健康成人体内每天会通过排尿、呼吸、排便、体表蒸发汗液排出 2 500 mL 水分。除了从食物中可获取约 1 000 mL 水分，成年人每天喝水量应该在 1 500～1 700 mL，一般的杯子容积为 200～250 mL，换算下来大约是 8 杯水。不过，8 杯水这个数据仅供参考，关键还是要满足身体需要。某些情况下喝 8 杯水也不一定够。例如，夏天或高温环境下出汗多，秋冬季节气候干燥，运动前、中、后，想喝就多喝几杯，不用拘泥于数字。

## 九、喝水过多也伤身

### 1. 对肾脏的危害

　　饮水过多会频繁地想去上厕所，饮水越多去厕所的频率就越高。大家也许会觉得这是好事，认为自己在不断地排毒。但对于部分肾病患者，要遵医嘱控制饮水量。因为喝进来的水排不出去，会引起水肿，也容易加重高血压。

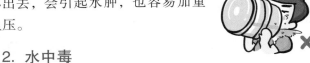

### 2. 水中毒

　　水中毒是指短时间内饮用大量水，以致身体不能吸收而导致的中毒现象，而不是喝了含有毒物质的水导致的中毒。喝水过量，人体会以尿液和汗液的形式排出过剩的水分从而使机体维持稳态，但同时，体内的钠也会随之排泄，从而导致钠流失过量。长时间如此，身体对水的调控也会减弱，使细胞水肿，因为组织细胞将部分的水分迅速吸收。这时机体就会出现头昏脑涨、四肢无力、心悸等症状，甚至会出现意识障碍、昏迷。由此可以看出，道家那句"物无美恶，过则为灾"，还是有一定道理的。

### 3. 胃肠肿胀

　　当饮水超过胃的承受能力时，我们就会感到胃部有胀满感。何况，存在胃内的食物和水又比较重，会使胃下垂或扩张。如果您觉得这些预警都不算大问题，无法引起自己足够的重视，那接下来的这一点您可能就无法忽视了。现在是以"A4 腰"为美的时代，每个人都希望有一个好身材。可饮水过多的后果首先就是小腹肿胀，成了水桶腰的话，您想要的美感也就不存在了。

　　总之，我们不能认为"一天 8 杯水"的理论是完全正确的。建议大家每天分时间段喝水，喝水时也尽量多喝温水少喝冷水。温水相较于冷水对身体更温和、不刺激，有助于身体吸收利用。同时，喝水不要过于着急，喝水要先含一口，浸润整个口腔后再喝下。每次 200 mL 左右即可。这样可利用生物回馈机制传达口渴感觉至中枢神经，让身体细胞知道有水分进入身体，以便充分吸收。尿大夫提醒大家，在炎热的天气进行户外活动，体内会丢失许多盐分。如果此时一下子饮用大量的水，可能会出现水中毒，建议在水中添加少许盐，每 500 mL 加 1 g 盐，有利于维持体内渗透压平衡。

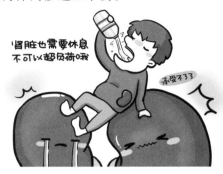

正常成人的每天尿量应在 2 000 mL 以内。然而，24 小时尿量不足 400 mL 或每小时尿量不超过 17 mL 就属于少尿。当出现这种情况时，就需要警惕是否有急性肾衰、尿路结石、肿瘤等各种疾病了。严重腹泻、呕吐、大面积烧伤、大失血、休克也可以引起少尿。24 小时尿量超过 2 500 mL 就是多尿了，一般多为糖尿病或尿崩症等疾病，也可能由于心理紧张、恐惧等因素所造成。此外，慢性肾衰的患者肾脏的浓缩功能会受损伤，可能会出现多尿症状，尤其是夜尿增多。24 小时尿量少于 100 mL 或 12 小时尿量为 0 就属于无尿了，当出现这种情况时应当及时就医。

日常生活中判断尿量的多少没有必要真的用一些容器去量取，而是以尿色为标准，以保持尿色为浅色即可。为了达到 2 000 mL 的尿量而去大量饮水也是不可取的。大量饮水会增加肾脏的负担，对健康不利。

## 十、水中毒可引起脑水肿

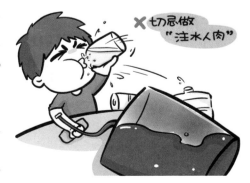

举个例子，贺女士为了美容，就按照网上教的方法去大量喝水以冲洗肠道排毒。某天喝了超过 4 000 mL 水，晚上就出现嗜睡、昏迷等精神症状，被医生诊断为因饮水过量导致的低钠血症，即水中毒。经过补钠利尿等处理，贺女士才慢慢恢复过来。

短时间内饮用大量水分，水分子

经胃肠道黏膜吸收进入人体内环境，这时就会稀释人体内血清及钠离子浓度，降低血浆渗透压，大量水分就会进入细胞内导致细胞水肿。当脑细胞水肿时，人体就会出现嗜睡、昏迷、意识障碍等一系列精神症状。由于人颅骨容积处于流动状态，短时间内脑细胞水肿就会导致颅内压急剧升高，严重时就会发生脑疝，当脑干受到压迫时就会危及生命。一旦出现这种情况，应立即送到医院抢救，并采取限制饮水，使用利尿剂脱水等对症治疗。

## 十一、献血前可喝糖水防晕血

最有价值的案例是《许三观卖血记》中男主人公卖血前灌了大量井水，为了短时间内血量增多，但这种做法会导致血液稀释，降低血液收集的质量，不值得模仿。可在献血前喝一些糖水，进而可以预防在献血过程中因为心理压力过大而引起的低血糖反应。

## 十二、喝啤酒无度可撑破膀胱

密友喜相逢时，若在饭桌上喝啤酒过多，对于有些人来说不仅是醉酒的问题，还会导致短时间内尿量大量增多，甚至撑破膀胱。一般情况下，膀胱充盈后会出现紧迫感，产生尿意，不会达到撑破膀胱的程度。但喝醉酒的情况下神经反射减弱及膀胱的紧迫感降低，或是在膀胱涨满状态下时身体发生撞击，都有可能使膀胱发生破裂，致使尿液流进腹腔。这种情况应及时送到医院抢救，不然可能会引起腹腔大面积感染、脓肿，甚至危及生命。

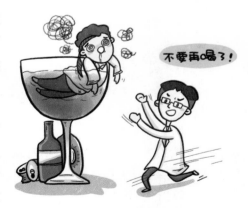

## 十三、晚上起夜1次为正常

　　起夜一般情况是因为睡前喝太多水导致的。这大多数是正常的，不需要为了减少起夜次数降低饮水量，更不用担心第二天会面部浮肿。许多老年人为了不起夜上厕所，晚上一点水都不敢喝，时间一长，反而会使尿液变得很浓，导致泌尿系统结石等疾病。与之相反的情况是，晚上虽然不怎么喝水但是起夜情况还是很严重，这就等同于白天的尿频。尿量多，说明机体出现了水代谢障碍；尿量少，可能是膀胱和尿路出现了问题。

## 十四、饮食调摄

　　（1）合理控制食盐的摄入量，防止机体失水。

　　（2）每天饮入适量的盐水和糖水，减少碳酸类饮料的饮用，可减少热量的摄入，避免过度肥胖。

　　（3）患者尿频，体内钾离子流失，应补充富含钾的食物，如核桃、西瓜、香蕉、白菜、豆类、花生等。

　　（4）记得时刻补水，避免机体产生口渴感后才大量饮水。

　　（5）饮食宜清淡，若进食了油腻、过咸的食物，则应该多饮两杯水。

　　（6）温水对人体最有益，要适量饮用。清晨和睡前分别喝杯温开水，有利于体内的物质代谢，方便尿液带走体内的废物，防止尿路感染。

# 尿液颜色

您的尿液颜色正常吗？

尿液是我们机体大循环里的"清洗剂"，主要把多余的无机盐和废料排泄出去。当"清洗剂"的颜色发生改变时，就意味着我们的健康状况发生了改变。

若是无明显症状，谁会刻意观察小便的颜色呢？然而尿大夫指出：小便的颜色和气味着实是身体健康明显、准确的警示标记。故而，了解一些关于甄别的小知识，对我们来说是很有必要的技能。例如，每次小便时，可以看下自己的尿液颜色有没有发生改变等。

尿颜色是指人体排出的尿液的颜色，为尿常规基本化验项目之一。

正常人一天要排出 1～2 L 的尿液，但几乎没人去关注这些"没用"的废物。不过作为整个生理体系运转的产品，尿液就像一个人体健康的检测工具，隐藏着许多鲜为人知的秘密。对于正常人，通过尿液颜色可以判断自己的身体健康状况。因此，观察尿液颜色这件事，我们自己就可以做。健康的尿液应当是浅黄透明的，不会出现沉淀、混浊的物质，就如同您刚

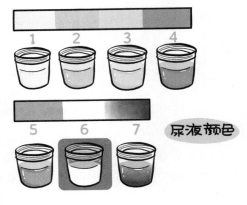

尿液颜色

沏的第一遍茶水。若一天的饮水量较多，则排出的尿液颜色可能是无色透明的，若饮水量较少，则排出的尿液是像啤酒一样的黄色。这两种尿液颜色对于我们来说都是正常的。我们每天的尿色通常是固定的，那是因为正常人机体的平衡机制，把尿液浓度维持在一定范围。但是若其颜色发生了巨大的变化，则提示着体内某种疾病的发生。那么，尿液颜色究竟预示着什么疾病呢？

## 一、正常尿色

尿液的来源是肾脏中一个个微小的结构——肾小球。肾小球就好比是一个过滤网，把好的部分留下，把不好的尿液过滤出去。肾脏里有很多这样的滤网，运行起来，效率相当高。经过肾小球后，又到肾小管。在这里，肾小管就好比肾脏里面小车间，把肾小球中运作的滤液往外运输，直到肾盂。肾盂就是个总管道，各个车间的尿液都将流入肾盂，然后由肾盂把尿液进一步输出，到达输尿管。输尿管就好比是下水管道，把肾里的尿液长途运输到膀胱。膀胱可以算是一个缓冲储尿的地方，类似水库，我们就叫它"尿库"吧。如果没有膀胱的话，

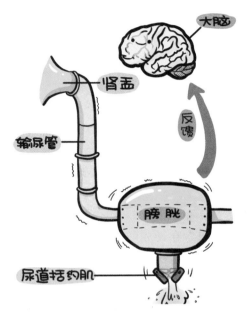

您可以想象一下，当肾里源源不断的尿传输过来时，我们是不是一直有尿意？从这里可以看出，人的下水道结构是相辅相成的。当膀胱里的尿量储存到一定程度时，它就会有神经系统调节，传输冲动到大脑中枢，使人产生尿意，然后大脑这个总部会发号施令，打开膀胱后的一个尿道括约肌的阀门，这样尿液才能顺着下尿道排出。对男性而言，因为其生理解剖的特殊，尿液必须要经前列腺尿道排出，在尿液生成排出的任何阶段的部位出现病变，均能使尿液的颜色发生变化。正常人的尿液之所以呈淡黄色，是体内的尿黄素、尿胆素、尿红质这些有颜色的物质共同决定的。尿液的颜色与机体每天的摄水量和排水量密切相关。当每天的饮水量增加而出汗量减少时，这些有颜色的物质就会被稀释，尿液颜色就相对较浅；与此相反，饮水量减少而汗量增加时，尿液颜色就会较深。

尿大夫认为，应该根据尿液的排出量、频率、颜色和临床症状来判断尿液是否正常。一般来说，尿液一天排出量在 1 000 ～ 2 000 mL。那么，有的人

就会问尿大夫了："为什么我的尿量还不到 400 mL，甚至一天也不怎么排尿呢？但不还是好好的嘛！"因此，尿大夫在此补充一下，尿量很低的时候可能是疾病的前兆，但正常人也不排除尿量减少的可能，毕竟个体差异还是很大的。同时，尿量和每个人每天饮水量及其生活习惯相关。但是记住了，当尿量偏少时，尿大夫还是建议您多喝水。

此外，正常人排尿的次数在前面也说到，日常排尿平均 8 次为正常。之前介绍的糖尿病患者，就有典型多尿的表现。和正常人相比，他们上厕所的次数就太多了。仅根据尿量和排尿频率不足以明确是否为正常尿，还需要观察尿的颜色和临床表现。一般来说，正常尿是不会有病态的临床表现，不会存在尿痛、尿急、尿不尽以及其他系统症状，如体温升高、腰痛，或者是全身无力、皮肤苍白等。这些病态的表现对应尿色的情况，在异常尿色里，尿大夫会为大家解释各种异常尿所对应的原因。

我们知道，正常尿的颜色一般是尿液中一些尿黄素引起的淡黄色尿。随着尿量的不同，颜色也有深有淡。留心的人在排尿时会察觉，早晨起床小便时，尿液的颜色会偏深黄，而白天尿的颜色就是透明的，顶多是淡黄色。在遇到这种情况时，不必惊慌，尿大夫告诉您是为什么。首先，在我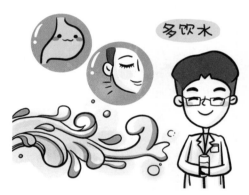们睡觉时一般都不会饮水，而我们的肾脏工作却还在继续，但是由于水分有限，肾的滤过重吸收等功能会阻止水分进一步丢失，它们的任务就是把不必要的尿黄素等杂物质排出体外。这么一来，相当于经过一晚上的时间，尿液就会浓缩，尿液就会变得深黄。总之，尿大夫强烈建议，早上起来喝一杯温开水，它不仅可以养胃，还可以补充夜间机体丢失的水分。多饮水，皮肤就会水汪汪的，不会干燥，也会促进体内一些毒素排出。在尿大夫看来，空闲时给自己适当补补水是最廉价、最有益的养生途径。

在正常情况下尿的颜色是淡黄色，当出现以下这几种颜色时应该警觉。一般来说，尿液颜色的转变由深黄色到淡黄色或者尿色变浅乃至透明，都是生理性的调节，可能跟日常饮水量的多少有关联。而当尿液呈现赤色、黄褐色等现象时，人们就应该对此警惕了。无色尿多是糖尿病、慢性间质性肾炎、尿崩症的非特异性表现，大量饮水后也会排出无色透明尿，如果没有相关辅助检查，仅仅依据尿液情况很难与病理性无色尿相鉴别。

## 二、异常尿色

本章所介绍的尿液可能呈现的各种颜色都不是绝对的纯色，可能会因为尿液的稀释或其他成分的掩盖而表现不出特异性。因此，各位读者不能走入一个误区：只有当尿液出现绝对纯色时才说明身体某些部位出现异常。例如，我们接下来给大家介绍的"红色尿液"，这里的"红"就是一个广义上的红，像洗肉水色、棕红色、铁锈色等都包含在其中。

### 1. 红色尿

血尿，顾名思义，指排出的尿液中含有血细胞。根据血细胞的多少，一般将血尿分为镜下血尿和肉眼血尿。在 1 000 mL 尿液中含有超过 1 mL 的血液，肉眼便能观察到异常，也就是肉眼血尿，这时候尿液的颜色为洗肉水样的红色。若肉眼观察不到异常，在尿液经过快速离心后，把底部的沉渣在高倍显微镜下观察，每高倍视野下能看到超过 3 个红细胞，则称之为镜下血尿。

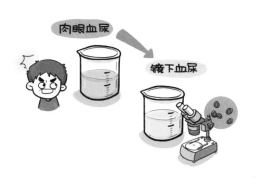

当然有些时候虽然尿液出现红色，但并不都是因为尿液里出现了红细胞。许多人都有这种疑惑，察觉到尿液呈红色，就会猜测是不是血尿，或者是由其他原因导致。那到底该如何区分呢？

其实，尿液呈红色，除了要高度考虑血尿的可能性，也要考虑到有可能是色素等其他原因造成的假阳性结果。当儿童摄入含有大量人造色素（如苯胺）的食物、某些食品（如猪血）或药物（如铁剂）时，便有可能产生红色素尿。此外，卟啉尿的尿潜血试验为阴性，显微镜下也未见明显红细胞，可尿液颜色却是葡萄酒色。因此，当尿液出现红色时，万万不可一锤定音，应该到医院做相关检查。而有些人看到化验单上检查结果为尿潜血试验阳性就会手忙脚乱，猜疑是不是血尿。其实，尿潜血只是血尿的筛查，并不能看作

**尿大夫——体检专家**

确诊的唯一标准。

　　发现红色尿后，首先要分清楚是真性血尿还是假阳性血尿。真性血尿是指尿液中红细胞数目超出正常而且红细胞是从人体泌尿系统而来。正常人尿液的浓缩情况决定了其尿液颜色的深浅，同时，一些食物和药物因素对颜色也有影响。例如，一次性大量进食某些食物色素后可以产生红色尿，如紫甘蓝、芒果，也可能是吃了一些药物如铁剂、大黄、山道年、番泻叶、利福平等，最终使尿色变红，出现假阳性的结果。

　　下面列举一些可能导致尿液变红的药品，来警醒广大读者。

　　（1）唑类。甲硝唑、替硝唑和奥硝唑都属于此类，它们的分解物能够让尿液呈现深红色。

　　（2）蒽环类抗肿瘤药。一些特殊的抗肿瘤药物使用后也能使也会使尿液变成红褐色，如表柔比星、伊达比星等，但是一般红褐色尿不会持续太长时间，两天左右即可消退。

　　（3）色素类物质。某些中药包含自然色素，机体没法完全吸收，尿液就成为其排出体外的载体。如红花、代赭石等。还有些常见的像大黄、番泻叶等，能够让尿液表现为红褐色。

　　（4）羟钴胺。是维生素 $B_{12}$ 的一种天然形式，为一种深红色的化合物，能与氰离子反应在体内形成的氰钴胺，因此可以用来治疗氰化物中毒。这类物质能够将尿液和体液甚至是皮肤染成红色。

　　（5）亚胺培南西司他丁。当亚胺培南存在时，可见尿液变成红色，尤其在儿童更为显著，此时不应与血尿混淆。

　　（6）左旋多巴。左旋多巴的降解产物为多巴胺的代谢物，24 小时的降解率可高达 80%，产物通常有高香草酸以及二羟苯乙酸铵，主要通过肾脏排出体外。尿液会因此而表现为红色，甚至显现黑色和棕褐色。

　　（7）柳氮磺吡啶。柳氮磺吡啶可使尿液呈橘红色。

　　（8）奋乃静。此药能让尿液呈现淡粉色、红色或棕红色。

　　（9）去铁胺。这是慢性铁负荷过重时的用药，其代谢产物能让尿液表现为铁锈色。

　　（10）氯法齐明。可以医治瘤型麻风病，使用后能够让尿液、汗液甚至乳汁、精液和唾液呈现粉色。

　　（11）咯萘啶。用于治疗疟疾的药物，使用之后可以使尿液表现为红色。

　　（12）美沙拉嗪。美沙拉嗪用于治疗溃疡性结肠炎，N－乙酰－5－氨基水杨酸代谢后由尿液排出，没有颜色，但在次氯酸钠的作用下可以使棕红色变得明显。

（13）甲基多巴。这种药物用于治疗高血压，并且以原形通过肾脏排出，也能够与含有次氯酸盐的洗涤剂发生反应，呈现暗黄色，乃至铁锈色。

以上这些情况，尿液的颜色发生改变都是正常的，需要与血尿进行鉴别。另外，在临床上依然需要警惕一些药物在使用之后造成泌尿系统损伤从而产生血尿的情况，如非甾体类的药物，服用后偶可表现为红色血尿。只要发现这种相似的症状，需要尽快来医院咨询医生。

食物导致尿液变红的原因：红心火龙果、草莓、甜菜等红色食物富含花青素，具有很强的抗氧化性，可以有效地褪除人机体内的自由基，延缓衰老。花青素通常经过消化系统被水解，但其主要染色成分不容易被破坏，尤其像这种很难被人体进一步水解的物质，可以通过人体的一些排泄途径如尿液、粪便来排出，进而致使尿液、

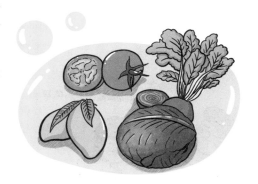

粪便出现粉红色。花青素这类"染色"现象跟尿血是截然不一样的。它对人体不会造成伤害，停止食用含有花青素的食物，尿液的颜色便可恢复正常。

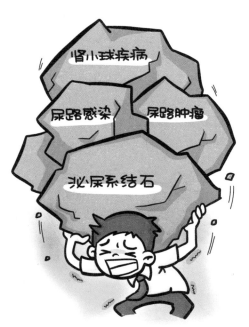

与上述食物所不同的是，西红柿、西瓜这类食物的色素主要富含番茄红素，因此，食用过后一般不会使尿液颜色发生改变。

造成血尿的原因：造成血尿的因素错综复杂，临床上有多种疾病可能导致血尿，要想确定病因比较困难，而血尿也只是全身出血的一部分症状。病理情况下，血尿的基本病因包括两种。一种是由各种肾小球疾病所造成的，常伴有蛋白尿的存在，如急性肾炎（儿童常见）、慢性肾炎（成人常见）、狼疮性肾炎（青年女性常见）等。肾小球肾炎导致的主要症状包括血尿、水肿、高血压等。还有一种是

由其他疾病造成的血尿，比较多见的包括泌尿道结石、泌尿系统感染以及泌尿系的肿瘤等。腰腹部的不适、血尿、尿频、尿急、尿痛等与泌尿系感染和结核可能会有很大的联系。假如，患者出现血尿同时并发剧烈腰痛或者单边腹部剧烈绞痛，很多情况下是由结石导致的，可以是肾结石或者输尿管结石，尤其疼痛到难以忍受，大多考虑是输尿管结石。假如老年男性有血尿并且同时出现排尿费力、尿线细、点滴状排尿等症状，多半是前列腺增生肥大的表现，而中年男性出现这些症状大多是因为尿道狭窄、尿道结石。另外，值得注意的还有一些结缔组织性疾病，如系统性红斑狼疮，不仅有血尿的表现，还会伴有发热、皮肤损害、关节肿痛、多脏器损害等。此外，肌肉损伤或者溶血症之类的疾病，尿液也能够表现为红色。

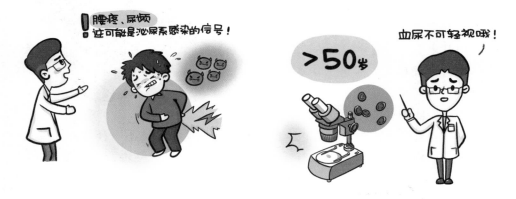

年龄超过 50 岁的人出现肉眼可见或者明显的镜下血尿，这能确切地告诉我们其泌尿系统有病变，并且跟性别无关。特别是骤然发生的无痛性血色尿，因为没有发现有其他的症状，一般不会引起患者的重视或者患者本人根本就不去留意自己尿液颜色的变化，大多数人都以为在主观感觉不到难受的情况下，我们机体是可以自我调节的。当然，随着人们健康意识的逐渐提高，这种现象在如今越来越少。其实年龄超过 50 岁且有无痛性血尿大多属于肿瘤侵蚀泌尿系统血管导致出血的表现，这种情况下要引起重视，切不可延误病情，否则会错过有效治疗阶段。超过四分之三的老年人的泌尿系统肿瘤都属于恶性，其中，肾透明细胞癌、膀胱乳头状尿路上皮癌和肾盂移行上皮癌占

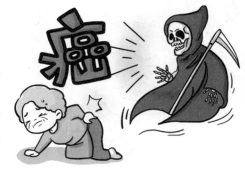

多数，排尿全程都可以看到血尿是这类肿瘤之间相似的特征。在长期大量吸烟的老年人中，如果他们发生无痛性血尿，那么患有膀胱癌的概率会非常高，这个观点被国内外学者们公认。但并不是所有年过 50 岁的男性有无痛性血尿都一定是膀胱肿瘤，也有可能是前列腺增生导致排尿困难，从而继发膀胱黏膜和前列腺充血感染，进而使静脉破裂形成无痛性血尿，应与之区分。

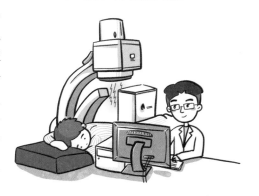

**血尿来源的定位**

来自膀胱的血尿，色泽较鲜艳，可伴有大小不等血块。

来自肾、输尿管的血尿，色泽较暗，可伴有蚯蚓状血块。

还有的情况是，血尿未经治疗后自行消失，患者总以为症状消失因此未予重视。可是过了几个月或几年后，患者复发血尿，比方说来自肾脏肿瘤的出血，再次出现血尿，表明癌症已经到了晚期，并常伴有远处转移。出血往往会凝血，不同部位其凝血块也不一样。肾出血时因其必须通过输尿管排泄，因此往往在经过输尿管时被挤压成条索状凝血块；若出血发生在膀胱处，则血块不受挤压限制，表现出血块偏大而不规整。有时也可根据凝血块的形状粗略估计出血部位。

如果想知道引起血尿的具体原因，就需要进一步做检查。因疾病的不同、个体差异的存在，即便都是由于血尿待查，但需要进一步检查的方法也会有差别。比方说，泌尿系统结石的患者，通常无明显的表现，急性发作时可伴随腰部绞痛、排尿疼痛及程度不同的血尿，此时最方便的就是做 B 超和 X 线检查，根据检查结果来判断。无痛性血尿的中老年人，需要排除是不是由膀胱癌、肾盂癌和前列腺癌等尿路肿瘤引起的。这种患者要进行尿液细胞学检查，以观察尿液中是否有癌细胞的存在，然后做其他如 B 超、CT、核磁共振和静脉肾盂造影等检查。怀疑患者有膀胱肿瘤的时候，膀胱镜也是一项必要的检查；怀疑患者有前列腺癌时，就需要进行前列腺抗原检查，若检测的值有显著增高，则患有癌症的概率很大。

女性血尿应首先排除是否处于月经期。如果在经期之外，女性尿液变红又是怎么回事呢？这可能是泌尿系统的感染、肿瘤或结石等疾病的主要危急

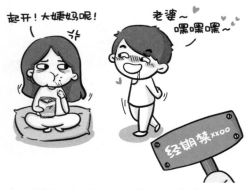

信号。若排尿时察觉尿液中含有血凝块，则意味着出血较多。如果尿液呈红色或褐色，出血部位主要考虑在肾脏内。如果是鲜红色，大多考虑膀胱内肿瘤、结石或者尿道感染等。女性还有一种常见病就是尿道内阜炎，具有以下特点：尿中血含量比较少，而且通常伴有手纸鲜红血迹；有着长时间的慢性尿道炎史，排尿不通畅；尿分叉现象存在，且伴有尿道烧灼感；肉眼直视便可清晰看见在尿道外口内的深红色伴肉芽状的增生组织，一般呈球形或半球形，这种病变一般呈良性。在老年妇女中，如果出现无痛性血尿，我们不能仅仅局限考虑泌尿系统的感染，还应注意排除肿瘤性疾病。

尿大夫提醒，如果出现上述症状，患者应及时到正规医院做常规检查，平时多注意卫生，尤其注重外生殖器的卫生清洁，预防感染。月经期绝对不能性交。

运动性血尿。所谓"运动性血尿"，指的是运动后出现血尿的症状。基本分为两种情况：一种是大量活动后引发的血尿，这是比较多见的，这种血尿与运动有密切关系；另外一种是稍有少许活动后即出现血尿，大多为泌尿系统疾病、肾脏病变、创伤、畸形等原因造成的。运动本就是一种诱因或仅为巧合，即便安静状态下时血尿也有可能表现出来，这一点可以与真正的运动性血尿相鉴别。

运动性血尿的临床表现为：①活动后立刻表现出血尿，运动量和运动强度决定了其严重程度。②除了血尿，无其他症状及异常体征。③血常规、肾功能检查、腹部造影、肾盂造影、肾图均在正常范围内。④多数人的血尿都可自行消退。通常先要在安静状态下观察患者是否会出现血尿，再接着观察运动后尿液的情况，有必要时

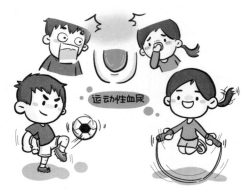

可以做相关辅助检查帮助确诊。如果是运动性血尿，不妨暂时减少运动量，大多能够自行痊愈，通常无后遗症。当检查出有泌尿系统结石、结核、肾炎

等疾病时，病因治疗就成为首要治疗任务。

运动后也可能会表现为"血红蛋白尿"，尿液颜色似酱油色，尿液在显微镜检时看不到红细胞或者只能看到很少数目的红细胞。这里引入一个"行军性血红蛋白尿"的概念，指的就是运动后出现血红蛋白尿。因为以前士兵行军后出现血红蛋白尿因此而得名。在活动时出现血管内溶血导致人的尿液中出现游离的血红蛋白，一般能自行痊愈，通常对身体无明显影响。

需要特别注意的是，有些血尿具有间歇性，患者有时会把间歇性血尿误认为可自愈从而延误治疗，不可以把血尿当成"常态化"。例如，某患者做了子宫切除的手术后长期出现血尿，不可单纯地以为是手术创面没有痊愈，要考虑到或许有其他部位的肿瘤发生，以避免误诊。

血尿为泌尿外科常见疾病的主要临床表现，据统计大约有 1/2 的泌尿系统感染性疾病、2/3 的结石疾病、2/5 的结核疾病、1/5 的肿瘤性疾病呈现出镜下血尿。因此，只要察觉就应及时处理，彻底检查。

很多人没有养成经常喝水的习惯，这与现如今紧张高压的工作分不开。因此，导致我们的"下水道"比较干涸，尿液中的有形成分堆积，长此以往就可能堵住"下水道"某一部位管道，也就是众人皆知的泌尿外科常见疾病：尿路结石。在"下水道"的结石累积变大的过程中，该部位管道变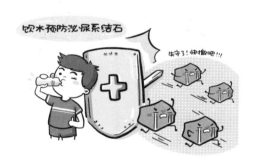得狭窄甚至是完全堵塞。尿液在此处流动变得湍急，狭窄部因长期结石的刺激发生炎症反应，局部黏膜损伤，往往伴有腰腹部不适或绞痛，而且会放射到同侧的腹股沟和大腿内侧，有时伴有膀胱刺激症状、排尿艰难、尿滴沥，偶尔有血尿。当堵塞严重时会导致肾积水、尿潴留等情况，感染后会有脓尿。

出现异常尿液，尿大夫还是建议患者能够尽早到医院去做相关检查，及时查出病因，做合适的治疗。在饮食方面需要禁辛辣刺激，少吃或不吃海鲜。加强体格锻炼，避免过度劳累。

## 2. 黄色尿

黄色尿指尿液呈浅黄色或深黄色。血液中的胆红素在流经肝脏时，经过肝脏代谢后随胆汁经胆管进入肠腔。胆红素在肠道细菌的作用下被还原成无色的尿胆原和粪胆原，大部分随粪便排出体外，粪胆原经空气氧化变成棕黄色的粪胆素，这是粪便颜色的主要来源。剩余在肠腔内的小部分尿胆原由肠道吸收，再次进入肝代谢循环，这一过程成为胆红素的肝脏循环。其中，大部分随胆汁经胆道入肠道，小部分随血液循环进入肾脏，通过尿液排出。正常尿液是无色透明的，但会因为憋尿或摄入水分不足而使尿液浓缩，加之尿胆原在空气中氧化而变黄，因此还需要读者能够鉴别正常和异常情况下的尿液变黄。类似引起胆道梗阻的疾病，如胆道的炎性疾病、胆道肿瘤、胆道结石等以及溶血性疾病，都会使胆红素进入血液中，从而出现上述尿液变黄的现象。

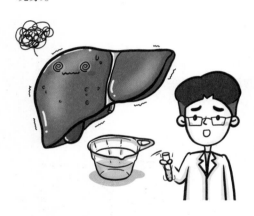

此外，在服用胡萝卜素、核黄素、大黄等药物时可能会出现尿液变黄的现象，出现这种情况也不必惊慌，只要停止用药尿液颜色就会恢复正常。

我们要做好预防，减少胆道炎症、结石及肿瘤的发生，更应该重视肝脏损伤和溶血性贫血的危害。另外，泌尿生殖器官的化脓性疾病也会表现出黄色浑浊样脓尿。

如果有吃过胡萝卜之类的食物，就应该适度调节饮食。排除食物因素引起的尿液变黄，如有肝功能异常病史者，需及时就医检查肝功能。戒烟禁酒。

### 3. 棕褐色尿

典型的棕色尿液肉眼可见如酱油色，故也称为"酱油尿"。常常发生于急性肾炎、急性黄疸型肝炎、大面积烧伤、急性溶血性贫血和某些基因遗传病等。

蚕豆病是一种基因遗传性疾病，具有家族聚集性，因患者摄入新鲜蚕豆发生急性溶血性贫血而得名。具体表现为摄入新鲜蚕豆后出现全身不适、疲乏、头晕、恶心、皮肤及眼睛发黄、尿液深黄等。患者体内缺乏一种叫作葡萄糖－6－磷酸脱氢酶（G6PD）的物质，在蚕豆中某些成分的作用下导

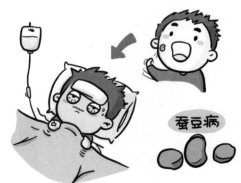

致红细胞破裂溶解。并不是所有缺乏此酶的人都会发病，同一地区 G6PD 缺乏者仅少数人发病，而且也不是每次进食蚕豆都会发病。控制该病的基因位于 X 染色体上，遗传方式为不完全显性遗传，发病特点为大约每 8 个发病者中有 7 个为男性，1 个为女性，可见该病在性别上还是有一定差异的。患者在发病前一般都会有生食蚕豆的经历，在短短几小时就会出现一些急性症状，如发热、头晕、恶心等，甚至会出现烦躁的中枢神经性症状，出现酱油色尿液，病情严重的患者如若抢救不及时，会因器官衰竭危及生命。

另外，阵发性睡眠性血红蛋白尿患者的晨尿也有可能出现酱油色。

一旦发现食用蚕豆后出现棕黄色尿液，并且伴有疲乏、头晕、眼睛发黄，应该立即送往医院进行救治，及时发现是防止病情恶化的有力手段。有蚕豆病病史者，不能进食蚕豆及其制品（如粉丝、豆瓣酱），亦不可服用容易引起溶血的药物，如抗疟疾药（伯氨喹啉、奎宁）、磺胺类药、退热药（氨基比林、非那西丁）、痢特灵等。如果在衣橱里使用了樟脑丸，穿衣前要曝晒，因为樟脑丸中的萘物质也可引起溶血。

预防感染、感冒，避免过度劳累，忌辛辣刺激食物（如胡椒、洋葱、大蒜、葡萄酒、咖啡等），同时保持心情的愉悦。对于肾功能不全的患者，如出现面部水肿须避免高盐高钾饮食。烹饪可使用植物油，可不限脂肪摄入量。

### 4．白色尿

临床上常见的白色尿有三种情况：结晶尿、脓尿、乳糜尿。

（1）结晶尿。

结晶尿也就是我们常说的"尿白"，多见于儿童，且常发生于冬季。一般出现于中末段尿，颜色为白色，如石灰水样，并且多数会伴有尿道不适感，有时也可能伴随肾绞痛的发生。健康的尿液中含有大量的有机或无机物质，这些物质通常溶于水，因此，尿液是清澈透明的。与此相反，结晶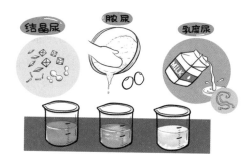尿则是指尿液中含有大量不能溶解的物质，因饱和而形成沉淀。要避免或者减少结晶尿的出现。结晶尿是一种正常的生理现象，在日常生活中要做到补充足够的水分，保持足够的尿量。

（2）脓尿。

脓尿尿色白，如淘米水样，尿液静置后常出现白色絮状沉淀。一般肾结核、肾积脓或因尿路异物导致的泌尿系统感染会出现脓尿。患者可表现出泌尿系统特有的症状以及全身不适，主要包括尿急、尿频、尿痛、排尿不畅、发热、腰痛等。一旦出现这种情况应立即去医院做详细检查，进一步明确病因及病变部位，并及时进行系统性治疗。

（3）乳糜尿。

乳糜尿尿色浓白，如牛奶样，时常混有白色凝块。此症状提示体内淋巴管发生病变，经淋巴管造影检查，即可确定病变部位。注意，丝虫感染者也会产生色白如奶的乳糜尿。乳糜尿的产生机制是肠道吸收的乳糜液反流至泌尿系统的淋巴管。若乳糜尿中发现红细胞，则称之为乳糜血尿。部分乳糜尿患者血液和尿液中可发现微丝蚴。

下面给大家介绍两则病例。

【病例1】李妈妈开始担心自己5岁的儿子身体最近是不是出了什么问题，因为她在儿子便壶中发现了奇怪的现象：壶中的小便居然呈现白色的浑浊状，并且壶的底部还有沉渣形成。起初她只是觉得便壶没有清洗干净，然而这种现象持续性了好几天，但并没有发现儿子白天尿尿时有什么异常，为了弄清原因她特地带儿子到医院做了检查，检查报告却显示尿液正常。

分析：其实李妈妈不必过于担心，孩子的这种情况是正常生理现象，是由于尿液里的盐类结晶析出沉淀而成的。尿液里含有包括磷酸盐在内的多种盐类，尿液在排出过程中温度会下降，这些盐类成分就会析出，振荡尿液之后也就出现了浑浊的白色尿液。儿童代谢旺盛，且冬季喝水又比较少，因此冬季好发。只要鼓励孩子多喝热水，症状慢慢就会消失。

【病例2】张小姐近日工作疲劳，还经常熬夜。现在感觉阴道出现了瘙痒症状，而且排尿的频率也明显增加，总有一种排不尽的不痛快感。细心的她还观察到尿液变得浑浊，尿中偶有掺杂少量云絮状物质。后续又出现了体温升高，排尿时自觉尿道火辣疼痛，遂就医诊断为泌尿系统感染，后经过积极输液治疗上述症状才逐渐缓解。

分析：在泌尿系统感染的患者中，女性居多。主要是因为女性尿道较男性短且宽，以及尿道口与阴道和肛门邻近等特殊的生理解剖结构所致。主要致病菌为大肠杆菌。当泌尿系统发生感染时，患者尿液中将出现大量脓细胞、膀胱黏膜细胞以及脱落坏死组织等，使尿液呈现白色云雾状或絮状沉淀，严重时尿液可呈米汤样。泌尿系统感染不易治愈，易迁延复发。不洁性生活、长期憋尿、抵抗力下降都会增加泌尿系统感染的概率。张小姐正是因为近日工作劳累加上熬夜，抵抗力下降，给病原菌以可乘之机。女性因其特殊的生理解剖结构在日常生活中更应注意个人卫生，如发现尿液有异常变化应及时就诊。

### 5. 蓝色尿

尿大夫给大家介绍一种较为罕见的临床现象——紫色尿袋综合征。既然是紫色，那为什么在"蓝色尿"里为大家介绍呢？

紫色尿袋综合征主要体现为患者长期留置导尿管后，尿管、尿袋出现色素沉淀。通常认为与导管相关的尿路感染有关，以老年女性多见。其中的原因之一是尿道细菌代谢产生的吲哚硫酸盐，在碱性环境下催化吲哚酚为蓝色的靛蓝和红色的靛玉红，这些物质混合后变成紫色。颜色可由淡紫色到深紫色，但紫色褪色后就可变成蓝色。主要以抗感染、酸化尿液、定期更换尿袋尿管等对症处理为主。

蓝色尿在生活中还是比较少见的。一般蓝色尿可见于霍乱、斑疹伤寒、原发性高血钙症、维生素 D 中毒者，但服用治疗这些疾病的药物引起的蓝色尿液，一般与疾病本身没有太大关系。如服用利尿剂氨苯蝶啶，多数患者可出现淡蓝色荧光尿，此为用药后的正常反应。注射亚甲蓝针剂，服用美蓝、靛卡红、木榴油、水杨酸等药物后都可能会引起蓝色尿。肿瘤患者如乳腺癌、白血病、恶性淋巴瘤、膀胱癌的患者使用的化疗药物米托蒽醌，是一种黑蓝色粉末状物质。米托蒽醌代谢过程中，85% 经肾脏代谢，少部分经粪便代谢，可表现为蓝色尿液。

对于非住院的长期（2 个月以上）留置导尿管者，如果出现上述紫色尿袋综合征的表现，应尽早去医院更换尿袋尿管，对症处理。

出现蓝色尿后，首先排除自身是否出现除蓝色尿以外的异常症状和体征，回忆近期是否注射过亚甲蓝针剂等类似制剂。因服用或注射药物而引起的蓝色尿属于正常现象，不必过分担心，一般停药后就会消失。尿大夫建议患者在停药后多喝些水，以此促进药物的排泄。若是停药一段时间后蓝色尿依然存在，并伴有发热、腹泻等其他不适症状，应立即去医院就诊。

### 6. 绿色尿

当受到绿脓杆菌感染时，或胆红素尿放置过久，其中的胆红素被空气氧化为胆绿素时，尿液变成绿色。在大量服用某些药物（如复合维生素 B、某些消炎药等）后，也可出现绿色尿。这种现象一般是良性的和可逆的，不会对患者造成多大伤害，及时停药就可以了。

具有代表性的药物是丙泊酚。丙泊酚是临床常用的镇静剂，特别是手术科室和ICU，应用更加广泛。延长丙泊酚注射后尿液变成深绿色，并且患者尿液颜色的深浅度依赖于丙泊酚的输注速率。减慢其输注速率可减弱尿液的颜色，并最终恢复正常。另外，氨基甲酸酯可使尿液变成绿棕色。氨基甲酸酯类化合物可作为镇静药物，具有缓和的催眠作用。

绿色尿也可能跟我们食用的绿色食物或者喝的绿色饮料的最终代谢产物有关。例如，在食用芦笋后，您可能会"惊喜"地发现尿液变成了绿色，还可能带有臭鸡蛋（硫化氢）的味道。尿液带有臭味是因为芦笋中含有一种特有的芦笋酸，经过人体分解代谢后可产生含硫物质，这种物质不稳定、易挥发，似臭鸡蛋味。

抗菌治疗必须要在专业医生的指导下按剂量用药。同时，水作为生活中最廉价的"良药"，多饮水多排尿，有助于冲刷尿道，减少细菌的停留，预防尿道感染。

## 7. 黑色尿

黑色尿大多见于急性血管内溶血的患者，其产生可能与自身免疫反应和G-6-P脱氢酶缺乏引起血红蛋白含量增加及溶血性黄疸有关。主要表现为骤起寒战高热、腰痛、黑色尿、管型尿、排尿刺痛、全身贫血、黄疸等。如恶性疟疾患者，由于体内红细胞被大量破坏，导致血浆中氧血红蛋白和

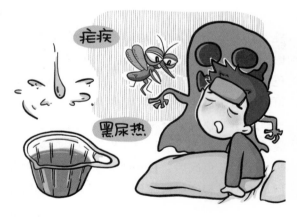

定氧血红蛋白的大量游离，随着尿液排出体外，造成尿液呈暗红色或黑色，且在致热源的作用下，患者出现发热，故称黑尿热。

黑色尿也见于一种罕见的常染色体隐性遗传病。这种疾病与体内酪氨酸和苯丙氨酸代谢障碍有关，因无法合成尿黑酸氧化酶，致使患者尿液中含有大量的尿黑酸，使尿液呈现黑色。疾病早期除了尿色发黑，无其他表现。由于黑尿酸对人体有毒性，会引起骨骼、肝脏、肾脏等器官的损害，因此患者

在成年后会有骨关节及脏器的病变。

此外，黑色尿还会在这几种情况下出现：①患者误服甲酚皂溶液。这种溶液主要用于医院器械、环境的消毒和排泄物的处理。对于发生酚中毒的患者，由于酚类物质易在体内氧化为对苯二酚和儿茶酚，而这两种氧化产物随尿液排出体外，因此其尿液在静置后就会变成黑色。②患有黑色素瘤的患者也可能会产生黑色尿。这是因为这类患者体内黑色素含量过高，血液内的黑色素大量被肝脏还原为黑色素原，而黑色素原又会随尿液排出，尿液静置后其中的黑色素原又被氧化为黑色素，故尿液也表现为黑色。③另有少数患者在服用左旋多巴、甲酚、苯肼等后也会排黑尿，停药后即会消失。这类患者服药运动后尿液为棕黑色，全身肌肉酸软无力，严重者甚至可能导致瘫痪。

新生儿新鲜的尿液颜色正常，但若在空气放置一段时间后尿液变成黑色，要警惕是否为遗传基因缺陷病。应及早给予干预措施，减少骨骼及其他脏器损害。若患者除了排黑色尿外，还伴有寒战高热、黄疸、腰痛等症状，考虑有急性血管内溶血，应及时送往医院诊治。因服用药物引起的黑色尿，在停药后便可自行消失，同时，要多饮水以促进药物的排泄。

# 尿 液 气 味

随着生活品质的提高以及人们对于卫生和健康的重视，很多公共厕所卫生环境得到大幅度改善。但仍有一部分公共厕所因冲刷清理不及时，卫生环境差，总会带有一股让人不愉悦的味道，主要体现为刺鼻和辣眼睛。这种味道在夏天尤为突出，因为气温高，气味分子扩散得多且远。我们习惯上把这种味道称为"尿骚味"。尿大夫在本书的这部分就带着大家一起去了解我们常见的几种"尿骚味"。

## 一、正常气味

刚从膀胱中排出的新鲜尿液有微弱青草芳香味，来自尿液中的一种挥发性酸。若尿液放置时间太久不及时处理，会因为尿素的分解或尿液被细菌污染而出现氨臭气味，这就是公共厕所里闻到的气味。当然尿液中也有可能混杂着其他物质的气味，比如吃了大蒜、洋葱等经过代谢后而出现特殊气味的药物，这些都是正常现象。

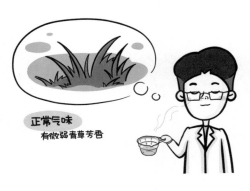

正常气味
有微弱青草芳香

## 二、异常气味

### 1. 烂苹果味

　　苹果的气味闻起来还可以，可惜不是个好兆头。如果您的尿液中散发出烂苹果的气味，这可不是因为您吃了太多苹果。散发着烂苹果味的尿液，大多是糖尿病酮症酸中毒（DKA）患者的临床表现之一，严重者连呼出的气体也可能含有烂苹果味，此时要提高警惕，必须及时去内分泌科就诊。

　　糖尿病酮症酸中毒是由先天或后天因素导致体内胰岛素分泌不足，以及拮抗胰岛素的激素含量过多而引起的以高血糖、高血酮和酸中毒为主要表现的一组临床综合征，是糖尿病最常见的急性并发症之一。Ⅰ型糖尿病患者会自发性出现酮症酸中毒，Ⅱ型糖尿病患者出现酮症

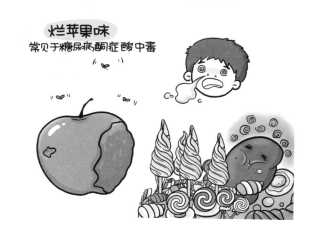

酸中毒需在感染、酗酒、应激等诱因的作用下。糖尿病酮症酸中毒患者主要临床表现为代谢性酸中毒、电解质紊乱、严重失水、肾功能障碍等代谢紊乱症状。由于糖尿病患者体内糖代谢紊乱，以至于酮体过多积聚体内，中和血液中的碳酸氢根（$HCO_3^-$），致使血液中 $HCO_3^-$ 含量降低。当酮体大量积聚，机体出现失代偿时，血液 pH 下降，引起代谢性酸中毒。统计显示，国外的糖尿病住院患者中Ⅰ型糖尿病患者的比例为 14%，我国为 14.6%。随着糖尿病知识的普及、对患者的健康教育以及胰岛素的广泛应用，DKA 的发病率已被明显控制。

　　通过调节饮食结构和增加运动等方法严格控制空腹血糖和餐后血糖。下面列举出一些可能诱发 DKA 的因素，糖尿病患者应尽量避免：①耐药性。Ⅰ型糖尿病患者突然增加或突然减少胰岛素的用量，导致机体对胰岛素产生耐

药。②感染。急性感染或慢性感染急性发作。其中，最常见的是呼吸道、消化道和泌尿道感染以及伴有呕吐症状的感染者，这些都会增加诱发酮症酸中毒的风险。③饮食不均衡。食用大量含糖或含脂肪的食物、过分限制碳水化合物、过度饮酒等。④机体处于严重创伤、骨折、手术、麻醉、妊娠、分娩等应激状态。患有某些疾病如突发的脑血管意外、急性心肌梗死、甲状腺功能亢进等，均可诱使糖尿病酮症酸中毒的发生。⑤精神因素。如精神遭受巨大创伤、过度紧张、过度激动等。

## 2. 恶臭味

如果尿液偶尔有恶臭味出现，可能是饮水过少或者服用某些药物引起的。如果经常出现恶臭味，建议您到医院泌尿外科做详细检查，大多是由尿路感染（90%可能为细菌感染）导致了尿液恶臭。常见的细菌为大肠埃希菌（*E. coli*），通常称为大肠杆

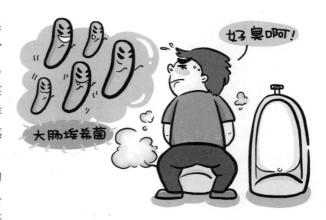

菌。这是一种条件致病菌，一般情况下不致病，为人和动物肠道中的常居菌。正常状态下它们不但不会对人体造成伤害，还能在机体肠道中合成维生素 B 和维生素 K 供机体吸收利用，同时还能够抑制其他病原菌及真菌的过度增殖。但当机体免疫力下降或其他原因导致大肠杆菌离开寄生部位移居到肠道以外的地方（如胆囊、阑尾、膀胱、尿道等），即当发生肠道菌群异位时，可造成相应部位的感染。也有些特殊类型的大肠埃希菌，菌型本身就具有较强的致病性，即使是在肠道中，也可以引起肠道感染性疾病的发生。针对这种尿路感染，一般可先使用广谱抗生素进行经验性治疗，然后再进行细菌培养和药敏试验，根据得出的结果选择针对性的抗生素治疗。

夏季高温炎热，汗液是人体散热的主要方式。机体为了不让水分大量丢失，下丘脑 - 神经垂体系统合成并释放抗利尿激素，促进肾脏远曲小管和集合管对水分的重吸收。因此尿液浓缩，尿量减少，而长时间滞留在膀胱中的尿液正好给细菌的繁殖提供一个舒适的环境。另外，高温潮湿的皮肤环境有助于细菌滋生，从而引起泌尿道感染疾病。

预防措施：

（1）多喝水，促进代谢废物排泄和稀释尿液。尤其是在炎热的夏季，最好可以喝淡盐水，以补充从汗液中丢失的盐类。

（2）及时排尿，不憋尿。长期憋尿会使膀胱内的尿液和/或尿内的细菌逆行至肾盂，引起反流性肾脏病和/或肾盂肾炎。也有研究表明，长期憋尿可能增加膀胱癌发生的风险。

（3）养成良好的作息习惯，经常锻炼身体，增强机体免疫力。

（4）注意个人卫生，勤洗澡更换衣物，女性更要注意会阴部清洁护理。

（5）多食用富含 B 族维生素和氨基酸的食物，如粗粮、绿色蔬菜、鱼类、蛋类等。

（6）少吃辣椒、葱、蒜等辛辣食物，戒烟限酒。

### 3. 氨味

如前文所述，放置太久的尿液被细菌污染或尿素被分解后，尿液产生的气味就是氨味。当然，尿液中出现氨味也与我们的饮食结构有关。如果我们经常摄入高蛋白类食物，蛋白质在人体内分解后也可产生氨气，让尿液中的氨味加重。正常尿液或多或少都会带有一些氨味，

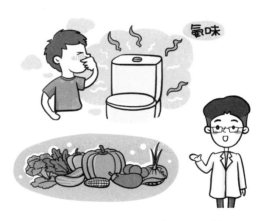

如果没有尿频、尿急、尿痛等症状，大多是正常生理现象，不用担心。只要在日常生活中增加水分摄入，改变饮食结构，多吃水果蔬菜，少吃辛辣刺激食物，避免熬夜，便可以恢复正常。

## 三、其他罕见气味

下面这几种气味就比较少见了，都是与基因相关的遗传病的特殊临床表现。

### 1. 枫糖味

类似一种枫糖浆的香甜气味，最常见于枫糖尿症患者的尿液。枫糖尿症又被称为支链酮酸尿症，是儿科常见的一种常染色体隐性遗传病。由于患儿体内脱羧基酶活性不足，导致支链氨基酸分解代谢障碍，在血液和脑脊液中大量蓄积。患儿尿液中排出大量代谢中产物 α - 酮 - β - 甲基戊酸，带有枫糖浆的香甜气味，因此而得名。患儿主要临床表现为肌张力异常、惊厥、嗜睡和昏迷等中枢神经受损的症状，同时可能伴有代谢性酸中毒。

由于反复发作的代谢紊乱和神经功能障碍，患儿的生长发育受到严重影响，大部分在出生数月内死亡。少数幸存的患儿或多或少都伴有生理缺陷，如智力低下、痉挛性瘫痪、皮质盲等神经系统的损伤。有些患儿也可伴有低血糖、行为改变、发育迟缓、运动障碍等。

由于本病是一种遗传性支链氨基酸代谢障碍性疾病，伴常染色体隐性遗传，因此产前疾病筛查的重要性远远大于发病后的治疗。近亲结婚是患此病的重要原因之一，对于产前诊断为阳性的胎儿，应尽可能地劝告孕妇及时终止妊娠。

### 2. 脚汗味

脚汗味可能提示存在汗足臭综合征。汗足臭综合征可能是一种常染色体隐性遗传病，目前发病机制尚不能完全明确。由于患者体内异戊酰辅酶 A 脱氢酶活性丧失，因此异戊酰辅酶 A 不能进一步氧化，异戊酸及其衍生物在体内大量蓄积。主要表现为患者的尿液、呕吐物、呼出的气体、皮肤乃至血液均散发出一种乳酪气味或者汗足的强烈臭味，可伴有智力低下和共济失调等症状。

### 3. 腥臭味

腥臭味主要见于 1 号染色体异常所致鱼腥臭综合征患者。这是一种较为罕见的先天性隐性遗传病，患者因肝脏缺少三甲基胺氧化酶，导致三甲胺代谢受阻而在体内蓄积。三甲胺是一种有鱼腥恶臭味的胺类物质，自然条件下，动植物腐败分解后会产生三甲胺。其在体内大量的蓄积，致使患者的尿液、汗液以及呼出的气体中都含有这种腥臭味。患者的社交生活可能会因此受到影响，应注意观察患者的心理变化，及时进行心理疏导。

尿大夫在这里给大家分享一则关于这类疾病的小故事。在英国牛津，

44 岁的 Ellie James 在她 30 岁那年患上了一种名为鱼腥臭综合征的疾病，这种疾病让 Ellie James 的身体散发出鱼腥臭味。随之而来的是朋友的歧视，陌生人的嘲笑，甚至别人还给她起了一个"Smelly Ellie"（臭气熏天的 Ellie）的绰号。起初，连医生都没有诊断出来她患的这种罕见疾病，误认为是她个人卫生习惯不好。直到 2007 年才被诊断出患了这种鱼腥臭综合征。Ellie James 诉说了她总是被人歧视的痛苦，尤其是当她进入一个陌生群体时这种感觉更加强烈，或是别人异样的目光，或是捂着鼻子走开。医生教导 Ellie 通过使用特殊材质的肥皂来让自己皮肤的酸碱值达到平衡，以此来中和这种鱼腥臭味，虽然病症暂且无法治愈，但身上的气味已经减轻了许多。

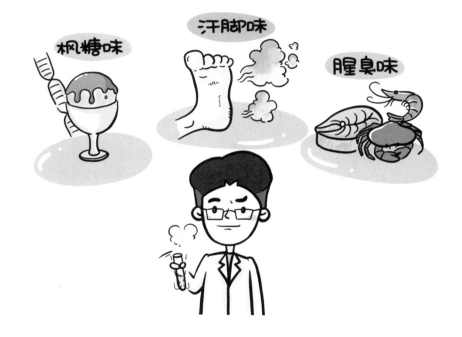

# 透 明 度

## 一、透明度检查

### 1. 定义

尿液透明度检查是指在一次完整的连续排尿过程中，根据尿液排出的先后顺序，将尿液分为 3 段并分别收集在 3 个同样大小的透明容器中，直接用肉眼观察或在显微镜下观察尿液。

### 2. 检验原理

尿液的透明度可以直接通过肉眼或者使用专门的仪器进行判断，一般以尿液的浑浊度来表示其透明度。尿液浑浊程度则由尿液中存在的混悬物质的种类和数量决定。混悬物质越多，尿液的浑浊度越大，尿液的透明度越小，反之亦然。尿液的浑浊度同样与尿液的酸碱度和温度改变以及某些盐类结晶有关。人的主观因素也会影响判断结果，受限于尿液分析仪器设计标准，结果也会有差异。

### 3. 检查目的

协助诊断泌尿系统不同部位的疾病及了解机体盐类代谢及排泄情况。

适用条件：正常人群体检，排尿不适或尿液外观浑浊或存在泌尿道感染者。月经期女性不适宜。

### 4. 如何做到让检验结果准确可靠

(1) 防止污染，以免产生假阳性；

(2) 尿液标本新鲜，及时送检；

(3) 统一不同的操作者判断透明度的认知标准。

## 二、常见的几种异常尿液透明度

### 1. 洗肉水样混浊

洗肉水样混浊的尿液标本常见于血尿。通常当每升尿液中有 1 mL 血液时即肉眼可见，此时尿液呈红色或洗肉水样。

判断血尿来源：尿三杯试验。

目的：本实验主要目的为大致判断患者血尿的出血部位及大致判断血尿来源。

方法：临床检查时，给患者 3 个一次性塑料小杯，嘱咐患者分别取排尿起始时的尿液（即前段尿），排尿过程中的尿液（即中段尿）和排尿结束前的尿液（即后段尿）适量，通过显微镜检查以判断出血部位。

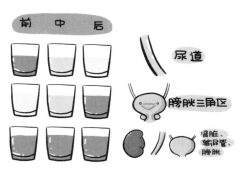

步骤：用洁净无污染的容器取待测尿液大约 10 mL，让专业检查科室的医生观察尿液的透明度和性状。

如果想要保证检测的准确率，最好选用新鲜的晨尿并留取中段尿。月经期女性因分不清混浊物来源，故不建议做尿检。

结果分析：①如果盛有前段尿的杯子浑浊，而中段尿和后段尿的杯子透明，考虑有尿道炎的可能性；②如果前段尿和中段尿的杯子透明而后段尿的杯子浑浊，考虑前列腺炎、精囊炎可能性较大；③如果三杯全部浑浊，一般要考虑后尿道炎、膀胱或肾盂感染的可能。

### 2. 灰白色云雾状有沉淀

灰白色云雾状有沉淀的标本见于脓尿。脓尿是指尿液中含有大量的脓细胞，即变性的白细胞。脓性尿由泌尿系统化脓性感染引起，因尿液中含有大量脓细胞而呈灰白色或乳白色，常提示泌尿系统的脓性感染，如肾脓肿、肾盂肾炎、膀胱炎、尿道感染，或严重的肾结核等。

### 3. 云雾状无沉淀

云雾状无沉淀的标本见于细菌尿。顾名思义，即尿液中存在细菌滋生繁殖。清洁外阴后在无菌技术下采集的中段尿标本，如果涂片镜检每个高倍镜视野均可见到细菌，或者细菌培养菌落计数每毫升超过 100 000，就可以诊断为细菌尿。正常尿液是无菌的，若诊断为细菌尿，一般为泌尿系统的感染所致。

### 4. 白色混浊

白色混浊的标本见于脂肪尿或乳糜尿。当尿液中混有脂肪液滴时称为脂肪尿；若尿液中混有大量淋巴液，外观呈乳汁样或泔水样，则称为乳糜尿。乳糜尿是由呈胶体状的乳糜微粒和蛋白质等组成，肠道吸收的乳糜液（脂肪皂化后的液体）不能从淋巴管引流到血液循环中去，只能反流至泌尿系统的淋巴管中，造成泌尿系统淋巴管内压力增高，淋巴管曲张破裂后乳糜液进入尿液中与之混合，进而出现乳糜尿，但一般会是间断性的。乳糜尿是丝虫病的主要症状之一，当乳糜尿中出现红细胞时，称为乳糜血尿。在乳糜血尿患者的血液和尿液内，有时可找到微丝蚴（丝虫的幼体）。

### 5. 极度清晰透明

极度清晰透明的标本见于泌尿系统疾病如慢性肾功能不全、尿崩症等导致的多尿症状患者。因尿液重吸收功能障碍，尿液生成过多，从而尿液被过度稀释，尿色也就变得清晰透明。一般肉眼较难区分，注意从尿量、尿液生化指标上与正常尿液相鉴别。

### 6. 白色黏液状

由于男性尿道解剖特殊性，其是尿液与精液的共同出口通道，尤其在排精后排尿，尿液中难免会混有少量精液。成年男性偶有从尿道中排出白色黏液状的尿液属于正常的现象。但是经常排出白色黏液状尿液，那可能就是摊上事儿了。前列腺炎（滴白现象）、非淋菌性尿道炎（糊口现象）或淋病等疾病都会排出白色黏液状尿，此时，应及早就诊治疗，停止性生活，否则将会传染给性伴侣，引起生殖器官的疾病。

（1）前列腺溢液。

前列腺溢液指一些青壮年男性在尿道口部位经常出现白色分泌物，并可

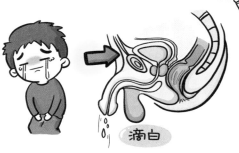

伴有阴囊、肛周等会阴区的不适，这种现象被形象地称为"滴白"。正常生理状态下，男性前列腺液的主要生成部位在前列腺，生成的前列腺液会通过性生活、遗精、手淫等性活动定期或不定期地排出体外。青年男性的雄激素水平高，前列腺液生成量较多，在排尿排便时腹腔压力较平时增大，腹腔内容物会挤压前列腺，导致其平滑肌被动收缩，前列腺液被挤出。在夜间入睡后，男性阴茎会发生多次自然勃起现象，会分泌出更多的前列腺液，因此，男性清晨排尿时、大便后可能会出现"滴白"现象，但并不会有明显的"滴白"及出现其他不适现象。此外，前列腺溢液应与慢性前列腺炎相鉴别。

出现"滴白"现象时一定要认真对待，不能疏忽。前列腺长时间过度充血是前列腺溢液的重要诱因之一，平时一些造成前列腺长时间充血的各种行为习惯应尽量避免。生活中应尽量保持大小便通畅，不熬夜，加强体育锻炼；保持规律、适当的性生活，如有手淫要戒除；避免大量食用刺激性食物、药物，严禁酗酒；放松心情，学会自我缓解紧张焦虑的情绪等；当伴有尿频、尿急或排尿困难时，可能患有前列腺等尿道疾病，建议去医院进一步诊治。

（2）慢性前列腺炎。

无论是慢性细菌性前列腺炎，还是慢性非细菌性前列腺炎，都会有尿道口"滴白"现象。这是由前列腺局部的炎症引起分泌物增加，过多的分泌物没有通过适当的途径排出而聚集在前列腺内导致的。应忌酒及辛辣刺激性食物；避免久坐和长时间骑车；有规律的性生活；可进行前列腺按摩或热水坐浴以减轻局部炎症。

（3）淋病。

淋病是由淋病奈瑟菌引起的以泌尿生殖系统化脓性感染为主要表现的性传播疾病，多发于性生活频繁且性伴侣不固定的青年男女。男性急性淋病早期症状表现为尿道口红肿、灼痒并伴有尿频、尿急、尿痛等常见的膀胱刺激症状，随后会出现尿道流出稀薄分泌物，数天后分泌物可变为黄色脓性。男性慢性淋病一般多无明显症状，可在饮酒、过度疲劳、性交等诱因下出现尿道炎症状。女性患者也可有类似现象，但以宫颈炎最为常见，表现为宫颈口、阴道口有脓性分泌物。女性慢性淋病患者可表现为下腹部坠胀感、腰酸背痛、白带增多等。此病应注意与非淋菌性尿道炎相鉴别。注意适当、合理地休息；

有健康的性行为；患者及其性伴侣应同时接受检查及治疗。

（4）非淋菌性尿道炎。

非淋菌性尿道炎指的是由淋病奈瑟菌以外的其他病原菌，主要是沙眼衣原体和支原体引起的一种性传播疾病。典型的症状为尿道出现刺痒、刺痛或烧灼感，并伴有尿急、尿痛及排尿困难，但较淋菌性尿道炎症状轻。患者晨起发现尿道口有浆液性分泌物结成的痂封住尿道口，即"糊口现象"。

注意事项同淋病。

### 7. 泡沫尿

正常情况下的新鲜尿液很少形成太多泡沫。因为正常尿液的混悬物质含量较少，尿液液体表面张力低，很难形成泡沫。当尿液中一些有机物质和无机物质含量增加时，尿液表面张力变大，经过振荡后就会出现一些泡沫。泡沫尿的出现并不一定能说明身体出现了问题，正常生理状态下，如大量进食后也会出现这种现象。

如上所述，尿液表面出现泡沫，是液体表面张力增加所致。排出体外的尿液中含有少量的泡沫属正常现象。尿液中含有各种成分，如蛋白质、有机物质（葡萄糖）、无机物质（矿物质盐），这些都是形成尿液表面张力的主要物质。当这些物质含量增加时，尿液表面张力也就随之增加，排尿时就会因冲击力而产生泡沫。在肾病患

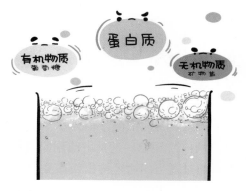

者排出的新鲜尿液中可见许多泡沫，并且有气泡从尿液中冒出，尿检可发现蛋白尿。糖尿病患者排出的尿液中也会形成大量泡沫，尿检可发现葡萄糖含量增加。肾病患者的蛋白尿泡沫和糖尿病患者的尿糖泡沫各具特色：刚排出的新鲜尿液表面漂浮着的细小泡沫，若超过半小时还未消失，则很可能是蛋白尿，提示肾脏滤过功能可能出现异常；若新鲜尿液表面出现的大泡沫很快消失，则要警惕糖尿病可能。

大家可以通过观察尿液中泡沫大小及消失情况来初步定性及判断尿中蛋白的多少。临床上肉眼判断蛋白尿的标准是：尿蛋白（＋＋＋＋），尿液泡沫如葡萄串一样成簇排列，密集不散，放置几个小时都不会消失；尿蛋白（＋＋＋），尿液泡沫也会密集不散，但是多数泡沫直径大于前者；尿蛋白

（＋＋），泡沫密集程度较疏，没有晶亮的螃蟹沫状，散开时间缩短，1～2小时会消失；尿蛋白（＋），泡沫直径增大，大约半个小时便可以散开消失。按照上面肉眼初步判断尿液中是否有蛋白的标准对号入座，如果尿液中的泡沫能在半个小时内消失殆尽，就不用担心是蛋白尿了。于是，有人在排尿后便盯着尿液看半天，发现泡沫较多就开始怀疑自己肾脏出了毛病。而尿大夫要告诉大家的是，在下列情况中，出现泡沫尿就与肾脏无关了。

（1）尿道残余精液成分。如果男性尿道中存在一定量的精液，就可以引起泡沫尿。如逆行射精、经常的性兴奋使尿道球腺分泌黏液增多、遗精后等。

（2）排尿过急。与病理原因无关。憋尿时间过长，膀胱压力增加，这时排尿过急尿液冲击液面，空气和尿液混合在一起形成泡沫，但较易消散。此外，对于男性而言，因排尿时站立姿势，尿液在重力作用下对液面的冲击力较女性大，也容易形成泡沫。

（3）尿液浓缩。在机体循环血量明显减少的情况下，如饮水过少、出汗过多、大量呕吐、腹泻等，引起尿液浓缩，造成尿液中蛋白及其他成分浓度较高，易形成泡沫尿。

（4）其他原因。便池中残余的消毒剂或去垢剂也是使尿液形成泡沫的原因。

上述都是一些简单的自我检测办法，适用于偶然出现泡沫尿且无其他不适的人群。如果能找到引起泡沫尿的生理性诱因，如排尿过急、尿液浓缩等，除去诱因后泡沫尿便可消失。只要没有伴随其他异常症状或体征，便无须太

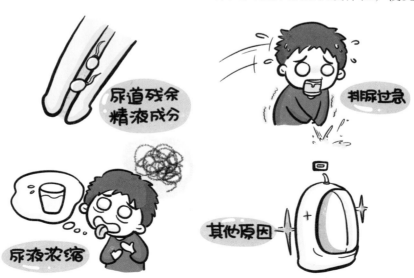

担心。相反，若出现泡沫尿并同时伴有尿频、尿急、尿痛等膀胱刺激征，或有水肿、高血压表现，或者出现"三多一少"的糖尿病典型症状，则需要谨慎对待，到医院进行准确的化验，以明确诊断。肾炎若不进行及时有效的控制，则会进展成慢性肾功能不全甚至更加严重的肾衰竭和尿毒症。

### 8. 蛋白尿

顾名思义，蛋白尿是指尿液中蛋白质含量超出正常值上限，是引起泡沫尿的常见原因之一，也是各种肾脏相关疾病的重要临床表现。各类原发性肾脏疾病，如原发性肾小球肾炎，以及各类继发性肾脏损害，如糖尿病、高血压、痛风、肝炎等，均可引起尿液中蛋白质含量增加。像多发性骨髓瘤、急性血管内溶血、白血病等全身性疾病，虽然没有明显的肾功能损害，但因血液中出现大量异常蛋白，尿液中也会有蛋白存在，形成蛋白尿。

导致蛋白尿的原因有很多，根据不同的原因可分为三类。

（1）功能性蛋白尿。常见原因为强体力劳动、精神过度紧张、高蛋白饮食、严重受寒或受热等。这是一种轻度的、暂时性的蛋白尿，上述原因去除后蛋白尿便可消失。

（2）体位性蛋白尿。与体位有关的蛋白尿，即平卧休息后尿蛋白含量减少或消失，而起床活动后逐渐出现蛋白尿，尤其在长时间站立、行走后尿蛋白含量增加。多见于瘦长体型的青年。

（3）病理性蛋白尿。主要见于各种原发性肾小球疾病，如肾炎、肾病综合征、肾功能不全等；继发性肾小球疾病，如糖尿病肾病、高血压肾病、狼疮性肾炎等以及其他遗传性肾脏疾病。患者蛋白尿持续存在，且尿中蛋白含量较高。若除蛋白尿外，同时伴有其他异常情况，如浮肿、血尿、尿频、尿急、尿痛、夜尿增多、高血压、糖尿病等，则需要及时到肾脏内科就诊。平时注意避免过量高蛋白饮食；尽量避免服用可能导致肾功能损害的药物；定期体检。

### 9. 盐类尿

盐类尿多发于儿童，以冬季常见。由于尿液中含有较多的磷酸盐等无机盐成分，外观似米汤样，加热能使无机盐溶解度增大而溶解于尿液中，使尿液变得澄清。盐类尿是一定条件下出现的正常生理现象，不需要进行药物治疗和干预，关键要多饮白开水。

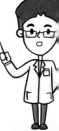

# 肾病防治小知识

什么样的人容易患肾病？

一般认为，年龄超过 60 岁并且伴有以下疾病者，被视为肾脏病的高危人群：高血压、糖尿病、系统性红斑狼疮、痛风、高尿酸血症或有慢性肾脏病家族史者等。另外，吸烟、肥胖、高脂血症、高蛋白饮食、滥用药物等也是诱发肾脏病的重要原因。

肾病的发展是一个悄无声息的慢性过程，慢性肾病迁延不愈，就是因为肾脏疾病在发展的急性期症状不易被察觉或容易被误诊为其他疾病，当出现明显的症状时病情发展已经过了急性期。因此，预防和及早发现病变尤为重要。预防肾

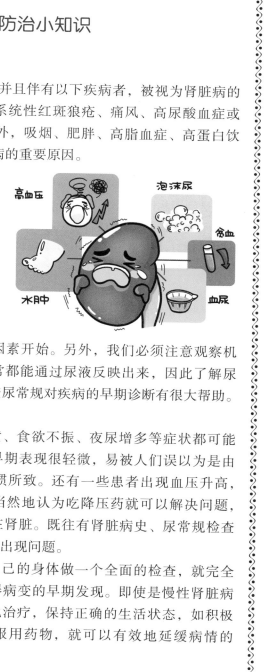

病的发生应当从预防肾病高危因素开始。另外，我们必须注意观察机体细微的变化，肾脏的病变通常都能通过尿液反映出来，因此了解尿液正常及异常的性状和定期检查尿常规对疾病的早期诊断有很大帮助。

肾功能减退的信号有哪些？

出现乏力、嗜睡、面色泛黄、食欲不振、夜尿增多等症状都可能是肾功能减退的早期表现。但早期表现很轻微，易被人们误以为是由身体疲劳或者不健康的生活习惯所致。还有一些患者出现血压升高，以为自己是原发性高血压，想当然地认为吃降压药就可以解决问题，从来没想过自己高血压的病根在肾脏。既往有肾脏病史、尿常规检查提示有异常，提示您的肾脏可能出现问题。

其实，我们只需要定期给自己的身体做一个全面的检查，就完全可以实现对我们肾脏及其他脏器病变的早期发现。即使是慢性肾脏病患者，只要能够做到尽早积极地治疗，保持正确的生活状态，如积极控制血压、血脂、血糖，合理服用药物，就可以有效地延缓病情的进展。

有什么办法可以早期发现肾脏病？

早期发现肾病，简单有效的方法是每年定期做尿常规及肾功能检查。尿常规的检查旨在发现肾脏病变的先兆，尿液中红细胞的含量、白细胞的形态、上皮细胞的大小等都是发现肾脏病变的重要线索。通过测定血肌酐值来评估肾功能；通过测定尿液中蛋白含量来判断是否有肾损害。每一个测定指标代表的具体临床意义将在第三部分给大家介绍。

肾功能衰竭是肾脏病变不断恶化的结果，可分为急性肾衰竭和慢性肾衰竭。急性肾衰竭主要是因为肾脏血流供应不足，如外伤、烧伤等或受到毒物的损害作用。慢性肾衰竭是因为长期的肾脏病变，随着时间及疾病的进展，肾脏的功能日益下降，从而导致肾衰竭的发生。从起病到肾功能衰竭可经历数十年时间，但并不代表所有的肾脏疾病最终都会发展为慢性肾衰竭。大多数肾脏疾病只要能及早发现，并在专业指导下进行保护肾功能的治疗，都能取得较好疗效。

西医较之中医的整体观念，更注重对症治疗。不同的肾脏病变其症状也有所不同，根据不同症状选用不同药物，可以是激素类药物，也可以是免疫抑制剂，其临床疗效往往可靠。中医则以阴阳五行作为理论基础，以辨证论治原则，使用中药、食疗等多种治疗方法防治肾病。肾脏疾病的治疗常常可以采用中西医结合的方法，将中医的辨证与西医的对症结合起来，可以提高疗效。在积极的中西医结合治疗之后，辅以合理饮食及康复锻炼，疾病症状便可减轻，病情大多也可缓解。

另外，慢性肾脏疾病发展成肾衰竭除了与时间因素相关，还与其他因素有关。

（1）肾不好，慎用造影剂。

随着现代医学影像技术的快速发展，造影剂在疾病诊断上使用频率越来越高，这就导致因使用造影剂而发生肾损害的患者大大增多。正常人群中因使用造影剂引起的肾病比例

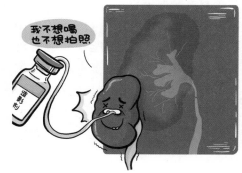

为 0.6%～6%，但在伴随糖尿病、肾功能不全、慢性心功能不全等基础疾病的老年患者中造影剂肾病的发病率可达 20%。若有高血压、糖尿病等基础疾病已经损害肾脏导致其功能减退的患者再伴有动脉硬化、造影剂过量、高龄等危险因素，则造影剂造成肾损害的发生率可达 40%～90%。因此，要严格掌握应用造影剂的适应证，避免过度医疗。如果无法避免使用造影剂，医生应该根据患者的病情综合分析后谨慎应用造影剂，并制定符合患者的个性化治疗方案。在应用造影剂后，需定期监测患者血肌酐水平是否处于正常范围。一旦发现有肾功能不全的迹象，应暂停使用造影剂并积极采取措施预防病情进展。

（2）准备怀孕前，先给肾脏做个体检。

由于孕妇机体代谢的特殊性，为了适应这种变化，保证孕妇和胎儿的安全，在女性怀孕过程中机体会发生许多生理性改变。例如肾脏及其所属系统就会产生一系列的生理代偿，包括肾脏体积增大、肾长度增加、肾血浆流量和肾小球滤过率增加、肾盂及输尿管扩张、

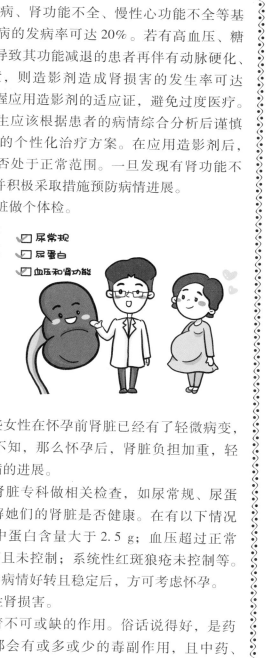

输尿管直径与长度增加等。有些女性在怀孕前肾脏已经有了轻微病变，但因为没有不适症状，常浑然不知，那么怀孕后，肾脏负担加重，轻微的肾脏病变很可能会加快疾病的进展。

育龄妇女在怀孕前必须去肾脏专科做相关检查，如尿常规、尿蛋白、肾功能和血压等，以便了解她们的肾脏是否健康。在有以下情况时建议采取避孕措施：每天尿中蛋白含量大于 2.5 g；血压超过正常值；肾功能不全；血糖含量过高且未控制；系统性红斑狼疮未控制等。针对上述情况做相应的治疗，待病情好转且稳定后，方可考虑怀孕。

（3）合理用药，防止药物性肾损害。

肾脏对药物代谢及排泄有着不可或缺的作用。俗话说得好，是药三分毒，所有的药物，对身体都会有或多或少的毒副作用，且中药、西药都无法避免。很多人有这样的错误观点，认为西药的副作用较中

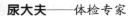

药的大，更有甚者认为中药没有副作用。实际并非如此，中药的副作用我们也不应忽视，反而更应引起重视，尤其是服用中药引发的不良事件逐年增加。

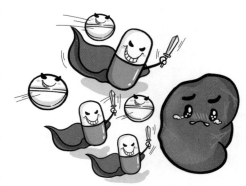

常见的易损伤肾脏的药物有非甾体消炎药，如消炎痛、保泰松、阿司匹林、对乙酰氨基酚等；抗癫痫药物，如苯妥英钠等；抗生素，如庆大霉素、卡那霉素、链霉素、利福平、妥布霉素、磺胺类药物等；化疗药物；医学造影剂；中药类，如关木通、广防己、青木香等。

为了减轻药物对肾脏的伤害，严格把握药物的适应证、禁忌证和做到合理用药就显得十分重要。特别是对于老年人群，更应该高度重视合理用药，因为老年人的生理代谢活动有所下降，机体抵抗力降低，肾功能也不例外。老年人的肾脏对药物的代谢和排泄作用减弱，因此，药物更容易对肾脏造成损害。我们在使用药物尤其是对肾脏有损害的药物时，需特别注意给药途径、用药时间、用药剂量以及尽量减少药物的联合应用，从而减轻对身体的伤害。最好的方式是针对特殊人群，如老人、小孩、孕妇的自身状况制定个性化给药方案。如果需要联合用药，那么必须对肾脏进行全面监测，评估药物对肾脏损害的程度，保证用药安全。

（4）血压高，伤"心"也伤"肾"。

高血压是最常见的慢性病，也是心脑血管病最主要的危险因素，可导致脑卒中、心肌梗死、心力衰竭及慢性肾脏病等主要并发症。除心脏外，肾脏也是人体内小动脉和毛细血管较丰富的脏器之一。小动脉主要有三层膜结构，分别为外膜、中膜、内膜，其中血压升高主要影响小动脉的内膜。长时间的高血压状态导致小动脉内膜损伤，表现为脂质沉积、内膜增厚，从而导致动脉内径变小，血流量减少，肾脏血供不足，引起一系列复杂的缺氧后机体代谢变化，最终引起器官的结构和功能发生不可逆损伤。

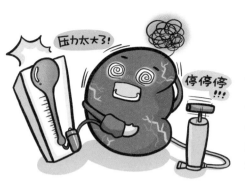

对于患有慢性高血压的患者，肾脏损害可能会出现以下表现：①起夜频繁；②因为病情加重出现蛋白尿，主要表现为尿液中出现大量泡沫；③血压迟迟降不下来，与肾脏方面的病变引起血压继发性的升高有关。国内外实践证明，高血压是可以预防和控制的疾病。生活方式的改善，如限盐、戒烟、减重、限酒、增加钾摄入量及体力活动，对预防和控制高血压是有意义的。

很多人容易把原发性高血压引起的肾损伤和肾性高血压两个概念混淆，尿大夫在前文给大家介绍的是原发性高血压引起的肾损伤，接下来介绍肾性高血压，应注意区分。肾性高血压主要是指由于肾脏实质性疾病和肾动脉病变引起的血压升高，前者主要包括肾小球肾炎、多囊肾等，后者主要包括大动脉炎及肾动脉狭窄等，在这些疾病发展过程中可导致高血压，而高血压反过来会加重肾脏损伤，加快肾脏疾病进展，形成恶性循环。预防肾性高血压病变的有效方法是积极去医院做相关检查，监测是否有高血压肾病的可能，防患未然，积极预防并根据情况进行合理治疗。

（5）糖尿病肾病正在成为尿毒症的"主力军"。

流行病学调查表明，在所有的糖尿病患者中，患有Ⅱ型糖尿病的占到90%左右。Ⅱ型糖尿病的常见合并症是微血管病变，主要包括糖尿病性肾脏病变。在发达国家和发展中国家，糖尿病已成为慢性肾脏疾病的首要原因。根据糖尿病导致肾脏损伤的严重程度可将其病程分为5期：Ⅰ期肾小球滤过率明显增高；Ⅱ期为间歇性蛋白尿期；Ⅲ期为持续性蛋白尿期；Ⅳ期为临床糖尿病肾病期，伴有高血压、水肿、肾功能减退等症状；Ⅴ期为尿毒症期。Ⅰ～Ⅲ期糖尿病肾病为可逆性病变，可以通过控制血糖，服用保护肾脏、减少尿蛋白的药物，改善微循环等治疗，有效缓解蛋白尿的症状。而Ⅳ～Ⅴ期病变为不可逆性病变，即使给予积极治疗亦不能延缓病情的发展和恶化，最终肾功能衰竭，出现尿毒症，目前只能通过腹膜透析、血液透析、肾移植等维持生命。

糖尿病肾病一般在病变初期临床症状隐匿，难以发现，只有根据一些检查提示帮助诊断。如果能早期发现，积极做出一些预防措施，就能防止病情的进一步发展。尿大夫提醒您注意以下几点：

①随着年龄的增长，患糖尿病的风险增加，并且随着病程的延长，发生糖尿病肾病的概率增加，病情更严重。

②稳定的血压、血糖与血脂能够降低血管发生病变的可能性，防止病情的进展，因此科学合理控制血压、血糖、血脂尤为重要。高血糖是发生糖尿病肾病的必要条件。肥胖是发生糖尿病的重要的后天因素，但肥胖也可增加糖尿病肾病的患病率，是患糖尿病肾病的危

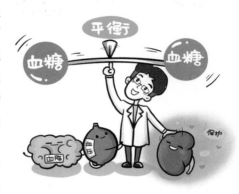

险因素，降低体重可延缓糖尿病慢性并发症的发生和发展。

③吸烟是发生Ⅱ型糖尿病的危险因素，并且会增加Ⅱ型糖尿病患者发生大血管病变及微血管并发症的风险，影响疾病的预后。不吸烟或尽早戒烟，避免二手烟的危害，可改善早期糖尿病肾病的预后，提高患者生存质量，保护患者残存肾功能。

④研究表明无乙醇摄入或摄入大量乙醇的患者，糖尿病的患病风险较摄入适量乙醇者明显增高；适度饮酒者糖尿病的发病率降低，而不饮酒者和酗酒者糖尿病的发病率明显增高。这或许是因为少量饮酒能够刺激胰岛 B 细胞释放胰岛素，胰岛素能够促进体内物质代谢，提高机体高密度脂蛋白，还可使外周组织对胰岛素的反应敏感性增加，减少机体慢性炎症反应，从而降低糖尿病的发病率。糖尿病患者日常生活中应严格限制饮酒量，以降低并发症的发生率和病死率。

## 肾脏的作用

肾脏主要有以下作用：排除体内多余的水分；清除体内的有害物

质；通过分泌某些激素使血压维持在正常范围，防止机体贫血和某些骨病的发生。若患者出现以下情况，则可能已经患上肾脏疾病：血尿、蛋白尿、水肿和高血压；尿量的异常，如多尿或者少尿、夜尿增多；其他症状：尿频、排尿困难等。但值得注意的是，肾脏具有强大的代偿储备能力，即使肾脏功能已经受损一半，患者也可以不表现出任何的临床症状。因此，这种情况才更应该提高警惕，不能因为没有任何临床症状就排除患有肾脏疾病的可能。争取及早发现病情，及早做出相应的治疗。

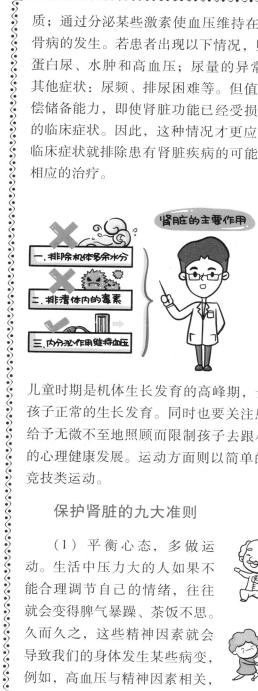

大部分肾病患儿的家长最关心的问题就是如何照顾患儿的日常生活饮食。在中国，儿童肾病的复发率在七成以上，但不建议家长因为担心患儿肾病进展而刻意限制孩子的饮食起居。此外，儿童和成人的体质是不同的，不能根据成人肾病患者的饮食标准照顾患儿。儿童时期是机体生长发育的高峰期，长期清淡、低蛋白饮食会影响到孩子正常的生长发育。同时也要关注患儿的心理健康，不能因为想要给予无微不至地照顾而限制孩子去跟小朋友玩耍，这会严重阻碍孩子的心理健康发展。运动方面则以简单的有氧运动为宜，不建议剧烈的竞技类运动。

### 保护肾脏的九大准则

（1）平衡心态，多做运动。生活中压力大的人如果不能合理调节自己的情绪，往往就会变得脾气暴躁、茶饭不思。久而久之，这些精神因素就会导致我们的身体发生某些病变，例如，高血压与精神因素相关，

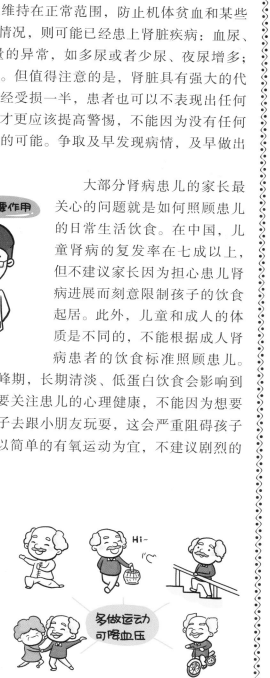

因此，生活中那些乐观豁达的人往往更能长寿。除保持心态平稳外，适当的有氧运动（如打太极拳、慢跑）也有益于身体健康。

（2）保持适量的水分摄入。肾脏可通过尿液排出身体的代谢废物，因此每日应适量饮水。

（3）控制血糖。糖尿病患者应该定期检测肾功能指标。

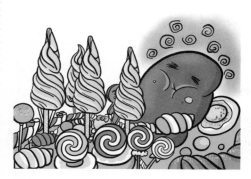

（4）控制血压。虽然很多人都知道高血压会导致中风或心脏病发作，但是高血压同样会损伤肾血管，是肾损伤常见的原因之一。

（5）健康饮食，保持体重正常。肥胖是多种疾病的危险因素，保持体重在正常范围有助于预防糖尿病、心脏病和其他与慢性肾病相关的疾病。

（6）严禁吸烟。吸烟不仅会减慢血液流向肾脏的速度从而减少肾脏血流量，直接损伤肾功能，而且会增加患肾癌的风险。

（7）禁止滥用药物。一些常见的药物（如布洛芬、庆大霉素、链霉素等）有肾毒性，肾功能不好的患者要避免服用。另外，一些含有马兜铃酸的中药，如马兜铃、广防己等，也有肾毒性。因此要特别注意，不要误信中药无毒的说法。

（8）睡前泡脚护肾。冬天晚上睡觉前用温水泡脚，不仅可以促进血液循环，还能使白天工作一天的肾脏和紧张的神经得到彻底放松，让人感到十分惬意。此外，泡脚时可以放入一些降火清热的中草药，泡完脚后入睡，会使补肾效果更好。

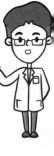

（9）增强抵抗力，预防感冒。无论是夏季还是冬季，都应把空调调至适宜温度，气温忽冷忽热时最容易感冒。可不要小看感冒，感冒虽小但有时后果却很严重。如果感冒的致病菌为链球菌，其刺激机体形成的免疫复合物可在肾脏沉积从而导致急性肾炎的发生。

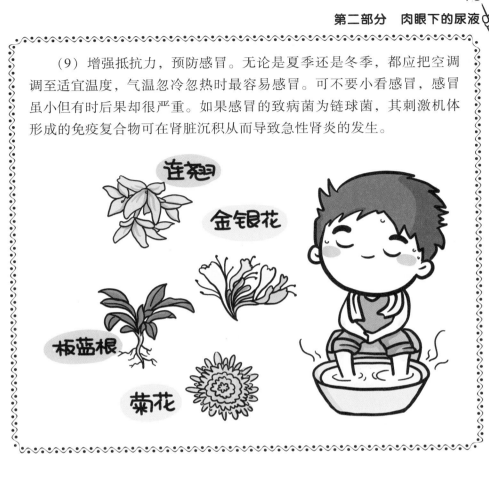

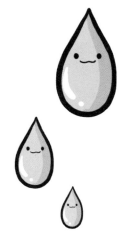

# 第三部分
## 透过尿液化验单看疾病

# 胆红素（BIL）

胆红素是由衰老红细胞破坏释放的血红蛋白、含血红素的酶类（过氧化物酶和过氧化氢酶）和细胞色素等，在单核吞噬系统细胞处理降解而形成。

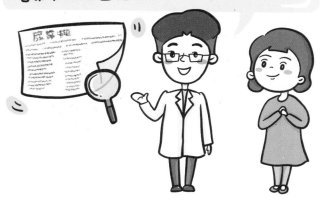

尿常规是医学检验"三大常规"项目之一，也是孕期必不可少的检查，你知道怎么看尿常规检查结果吗？

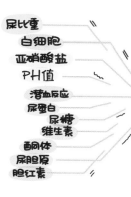

尿比重
白细胞
亚硝酸盐
PH值
潜血反应
尿蛋白
尿糖
维生素
酮体
尿胆原
胆红素

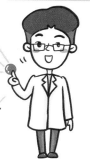

尿常规检查项目
一般尿常规都有这几项

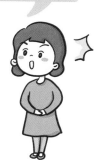

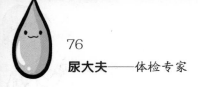

## 一、反应原理

在酸性条件下，结合胆红素可以迅速、直接与重氮试剂发生偶合反应，生成偶氮胆红素产生颜色变化。

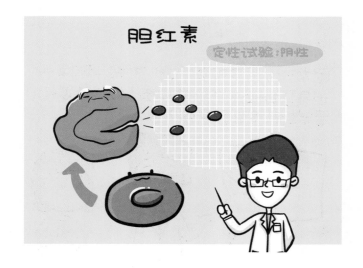

## 二、定性试验

正常结果为阴性。以下情况可出现胆红素定性实验阳性：由如急慢性肝炎、肝硬化、肝癌等所致的肝细胞性黄疸，以及由胆道阻塞性疾病（如胆石症、胆道肿物、胰头癌等）导致的肝后性黄疸，均可使尿中胆红素升高。

# 尿胆原（UBG）

结合胆红素伴随胆汁排泄到肠道，经各种肠道细菌还原而形成尿胆原（在粪便中则被称为粪胆原）。大部分随粪便排出体外，小部分在肠道重吸收入血。入血的这部分胆红素经肝脏循环后，一部分经血液循环进入肾脏，随尿液排出。

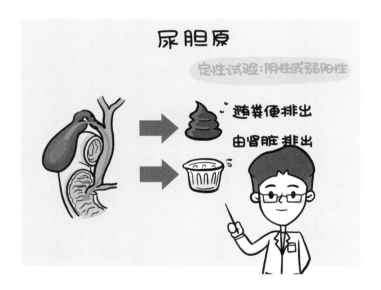

## 一、反应原理

尿胆原分析试纸的反应原理一般有两种。一种是尿胆原与重氮试剂在酸性条件下发生偶联反应生成紫红色的偶氮化合物；另一种是与对二甲氨基苯甲醛（为常见的欧式试剂）在酸性条件下发生醛化反应生成红色的缩醛化合物。

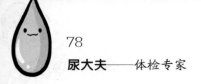

## 二、定性试验

正常结果为阴性或弱阳性。以下情况可出现尿胆原增高：肝脏功能障碍、热性病、心力衰竭、溶血性黄疸、肠梗阻等。肝细胞黄疸和肝后性黄疸时可有尿胆原的减少。

## 三、临床意义

（1）胆红素的检测有助于肝胆系统疾病的诊断，尿胆原比胆红素更灵敏。

（2）胆红素的检测有助于诊断黄疸。在蚕豆病、败血症、异型输血等情况下，红细胞遭到大量破坏，会发生溶血性黄疸。当发生溶血性黄疸时，间接胆红素大量增加，而间接胆红素不易溶于水，故不能由尿排出，因此，此时尿中胆红素为阴性。

（3）胆素原族在肝胆疾病的早期就可以检测出来，是反应肝功能的一个敏感指标，有助于黄疸类型的诊断。

黄疸大致可分为三类。

### 1. 肝前性黄疸

此为红细胞被大量破坏，导致循环血液中的非结合胆红素升高，并且远超过肝脏摄取、转化、代谢和排泄的能力，大量非结合胆红素滞留于血液中，从而发生黄疸。最常见于溶血性黄疸。根据发病诱因，可分为：先天性溶血性黄疸，如海洋性贫血、遗传性球形红细胞增多症；获得性溶血性黄疸，如新生儿溶血、因血型不合导致的输血后溶血、蚕豆病、自身免疫性溶血等。

### 2. 肝源性黄疸

肝源性黄疸又被称为肝细胞性黄疸，常见病因有急、慢性肝炎，肝毒性肝病，肝硬化，药物性肝炎和酒精性肝病等。主要是肝细胞坏死降低了肝脏代谢和分泌胆红素的能力，导致血液中未结合胆红素的积聚。

### 3. 肝后性黄疸

肝后性黄疸也被称为阻塞性黄疸，是由胆道系统中含有胆红素的胆汁引流中断造成。最常见的原因是胆总管结石和胰头癌。此外，一种名为肝吸虫的寄生虫可以生活在胆总管内，引起阻塞性黄疸。引起肝后性黄疸的其他原因还包括胆总管狭窄、胆道闭锁、胆管癌、胰腺炎、妊娠期胆汁淤积、胰腺假性囊肿等。阻塞性黄疸的罕见原因是 Mirizzi 综合征，指的是胆囊管或胆囊颈部的胆石嵌塞，或其他良性疾病压迫，或炎症波及，引起胆总管或肝总管不同程度的梗阻，导致以阻塞性黄疸为特征的一系列症候群。

注意事项：

（1）送检尿液必须要确保新鲜，避免其中的胆红素与空气接触进而被氧化成胆绿素。此外，标本还应避光保存，因阳光会加速该氧化反应。同时，标本放置时间过长亦可使尿胆原缓慢氧化成尿胆素。

（2）假阴性结果。若尿液中的维生素 C 或亚硝酸盐的含量很高，则会抑制重氮化偶合反应，导致假阴性结果。在大剂量应用利尿剂氯丙嗪治疗疾病或者尿液中含有盐酸苯偶氮吡啶的代谢产物时，亦可使结果呈现假阴性。

（3）假阳性结果。如果尿液中包含诸如胆色素原、吲哚、胆红素等的内源性物质，也会使检测结果呈现假阳性。某些药物（如吩噻嗪等）则可产生颜色干扰。

（4）由于分析试纸不能清晰地显示尿胆原含量的梯度，因此，不能用其来检测尿胆原含量的微量变化。

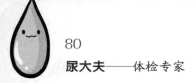
# 酮体（KET）

酮体是脂肪酸在肝脏氧化代谢生成的中间产物，是乙酰乙酸、β－羟丁酸及丙酮酸的总称。尿液中酮体检测阳性，即为酮尿症。主要见于重症糖尿病、长期禁食、呕吐、腹泻、脱水及脂肪摄入过多等情况。

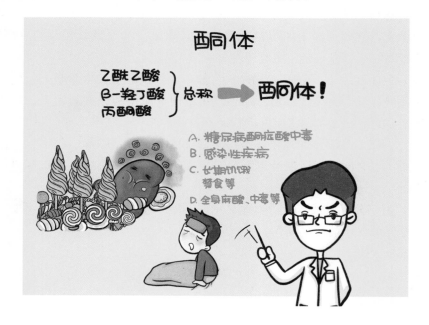

## 一、反应原理

在碱性条件下，尿液中的乙酰乙酸和丙酮会与亚硝基氰化钠发生反应，进而生成紫红色复合物。此方法对乙酰乙酸的检测灵敏度为 5 ～ 10 mg/dL，对丙酮的检测灵敏度为 40 ～ 70 mg/dL。由于 β－羟丁酸不参与此反应，因而检测结果不受其影响。

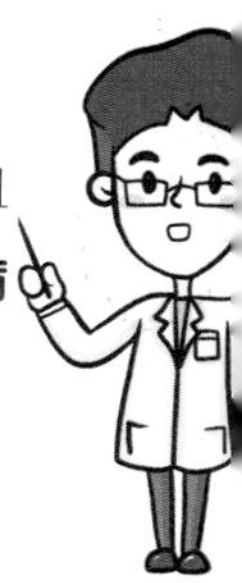

## 二、临床意义

（1）糖尿病酮症酸中毒。机体糖代谢发生障碍，利用糖产生的能量明显减少，机体便会代偿性分解脂肪以维持正常生命活动，这个过程会产生大量酮体。服用双胍类降糖药（如降糖灵）后，由于此类药物会抑制细胞呼吸，亦会使酮体大量产生，出现酮尿。因此，尿酮体的检查具有重要意义，尤其适用于治疗不当或未控制的糖尿病而出现酸中毒或昏迷的病例。在诊断过程中，此类疾病应注意与心脑疾病引起的酸中毒、低血糖或高渗高血糖综合征昏迷等相区别。

（2）发生感染性疾病，如伤寒、败血症、肺炎、结核等，在发热期亦可出现酮尿。

（3）长期饥饿、禁食，严重呕吐、腹泻等都可能出现酮尿。需格外注意的是孕期妇女因妊娠反应重，呕吐多、进食少，体脂代谢明显增多，也可能出现酮尿。

（4）在使用氯仿、乙醚等进行全身麻醉后，或在碱中毒等情况下，也会出现酮尿。

注意事项：

（1）确保尿液标本新鲜，并及时送检，避免出现假阴性。乙酰乙酸和丙酮均是挥发性物质，易使检测结果偏低，且乙酰乙酸受热易分解成丙酮，也会对检测结果产生影响。若尿液被细菌污染，则酮体会分解消失。

（2）干化学法与其他的检测方法存在一定差别，其对酮体中的乙酰乙酸的测定灵敏度明显高于丙酮，为 7～10 倍。

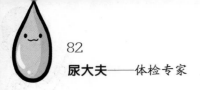

# 维生素 C（ASC）

## 一、反应原理

维生素 C 具有还原性，能够把 2，6–二氯酚靛酚还原成 2，6–二氯二对酚胺，此反应会使试纸颜色由粉红色变成无色，并且颜色变化的深浅与尿液中维生素 C 的浓度呈正相关。

## 二、临床意义

（1）通过检测尿液中维生素含量即可大致推断人体的营养状况。检测方法：口服 500 mg 维生素 C 后，检测随尿液排泄的维生素 C 含量：3 ～ 10 mg/4 h 为正常，大于 10 mg/4 h 则为充裕，小于 3 mg/4 h 为不足。

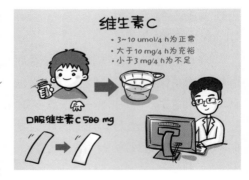

（2）尿液中维生素 C 含量降低，多见于摄入不足或坏血病（维生素缺乏症）。

（3）尿液中维生素 C 含量长期增高，可能是尿路结石形成的原因之一。

（4）尿液维生素 C 试纸不仅可以检测尿液中维生素 C 的含量，还可以判断其中的维生素 C 对其他试纸的影响程度。

注意事项：

（1）该试纸只能测定具有还原态的维生素 C，且不同的检测方法，结果也不同。

（2）当尿液 pH ＞4.0 时，其中的一些内源性物质，如酚和巯基化合物或者半胱氨酸、硫代硫酸钠等，均会干扰检测，使结果偏高。

（3）维生素 C 可被尿液中的氧化性物质氧化，从而使结果偏低。

（4）维生素 C 在碱性环境下不稳定，易分解，因此尿液样本要及时送检。

# 预防尿路结石的小知识

（1）少喝碳酸饮料。一是为了控制糖分的摄入，二是碳酸根会与肠道中钙离子结合成不溶性钙盐，影响机体对钙的吸收，同时增加发生结石的风险。

（2）慎用维生素 C。维生素 C 在体内代谢的中间产物草酸是结石的主要成分之一，因此过多服用维生素 C 也会增加尿路结石的患病率。对于补充维生素 C 的问题，尿大夫的看法是除非身体非常缺乏维生素 C，已经到了出现异常症状的程度，否则不需要刻意服用药物来补充。平日里多吃水果和蔬菜就能够满足每日所需的维生素 C 的量。

（3）慎重补钙。钙也是结石的主要成分之一。通过尿检了解自己尿液里的钙含量是否超标，以决定是否需要补钙，切不可盲目补钙。

（4）养成多喝水的好习惯。至于一天喝多少水？喝什么样的水？在第二部分中已做详细介绍，这里不再赘述。

（5）保持好的心情。乐观的心态，积极的生活态度对身体一定是有益的。工作中也要避免过度紧张、劳累。合理安排工作和休息的时间，做一个有条理、懂生活的人。

## 其他注意事项

（1）饮水。①鼓励结石患者多饮水以增加尿量。随着饮水量的增加，排尿次数和尿量越多，冲刷泌尿道的作用就越好，这样结石就不容易在泌尿道中沉积，一些细小结石（直径小于 10 mm）会因尿液的冲刷作用而被排出体外，配合排石药物治疗效果更理想。②适当饮水。肾功能不好的患者，如果短期内饮用过多的水势必会增加肾脏的负担，甚至可能加重肾功能的损害。值得注意的是，如果结石的直径超过

10 mm，就会造成泌尿系统机械性梗阻或积水。这时就不能过多地饮水，以免尿量增加使梗阻的风险加大，更加损害肾脏功能。因此，对此种结石患者应选择体外冲击波碎石或手术治疗。

（2）个体差异性。由于个体差异，每个人体质不一样。对于容易形成结石的体质的患者来说，应限制钙盐的摄入，尤其是那些富含钙的食物，如豆类、海鲜等，应尽量少吃。菠菜内富含草酸，而草酸根会在肠道内与钙离子结合生成不溶于水的草酸钙沉淀，不仅阻碍人体对钙的吸收，也同样容易形成结石，因此也不宜摄入过多或忌食。在日常生活中，我们对某些食物可采取恰当的烹饪加工方法以降低结石及其沉积的发生率。

（3）结石患者要定期复查。对于有结石病史的人和结石术后患者，为了更好地了解病情的发展转归并做相应治疗，至少要保证 3 个月复查 1 次。

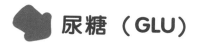

# 尿糖（GLU）

不论是原发性还是继发性糖尿病，其尿液中的葡萄糖含量均高出了正常值。

## 一、反应原理

采用葡萄糖氧化酶和过氧化氢酶这两种酶进行酶法测试。酶法比传统方法具有灵敏度高、特异性强、反应时间短等优点。因此，目前所有的试纸都是采用酶法。型号不同的试纸所选用的指示剂有所不同。

## 二、临床意义

### （一）生理性糖尿

生理性糖尿为暂时的一过性症状，排除诱发因素后即可恢复正常。主要分为以下三种类型：①饮食性糖尿。短时间内摄入大量糖类或含糖物质，即可导致血糖过高，尿液中糖的排泄自然也会增加，从而出现糖尿。②应激性糖尿。机体在遭遇脑血管意外、脑外伤、周期性四肢麻痹、情绪激动、剧烈运动等情况时，会刺激脑的血糖调节中枢，促进肾上腺激素或胰高血糖素的大量分泌，出现短暂性的糖尿。③妊娠性尿糖。妊娠中后期由于女性乳腺功能开始活跃，可出现糖尿。

## （二）病理性糖尿

病理性糖尿可分为以下三种类型：①真性糖尿。胰岛素的分泌量相对或绝对不足，使血液中的葡萄糖不能及时地被摄取利用和代谢，超过肾脏近端小管的重吸收能力，进而出现糖尿。②肾性糖尿。肾小管功能发生障碍，对葡萄糖的重吸收功能减退，进而排出增多，可见于病理性妊娠期肾性

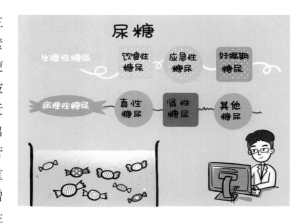

糖尿，也可见于新生儿。新生儿因近曲小管功能尚未完善，也会使大量葡萄糖随尿液排出，形成糖尿。③其他糖尿。在某些疾病状态下，也会使机体的血糖浓度过高，超过肾脏近端小管的重吸收能力，出现糖尿，例如皮质醇增多（库欣综合征）、甲状腺激素过多（甲亢）、肾上腺激素过多（嗜铬细胞瘤）、生长激素过多（肢端肥大症）、胰高血糖素升高等。另外，肥胖、高血压等也可导致糖尿出现。

注意事项：

（1）尿糖分析试纸的反应是氧化还原反应，若尿液中含有的物质（如维生素 C 等）的还原能力强于色素，则会使检测结果偏低，甚至是出现假阴性。

（2）抗生素也会影响检测结果，但其仅对班氏定糖法的糖定性、糖定量检测结果有一定的影响，对干化学法无影响。尿液标本若未及时送检，存放时间过长，其中的葡萄糖可被细菌分解代谢，使其浓度下降，但若尿液中含有抗生素，则尿糖浓度几乎不变化。

（3）尿液中的酮体浓度过高，会使结果呈现假阴性；尿液比重过高，亦会使检测试纸对尿糖的敏感性降低。患者在服用大量左旋多巴时，因该药物的代谢产物会抑制检测试纸的反应，会使检测结果偏低或出现假阴性；当尿液被强氧化性物质（如过氧化物或次氯酸盐等）污染时，也可能会出现假阳性。

（4）检测试纸采用的是酶促反应，温度和时间因素会影响检测结果，因此应在规定的条件下及时送检。

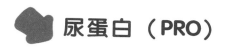

# 尿蛋白（PRO）

## 一、反应原理

　　采用蛋白误差法，即某种特殊的 pH 指示剂中所包含的阴离子受到尿液中某些蛋白质所带有的阳离子的作用，进一步发生电离现象，使指示剂的颜色出现改变。

## 二、临床意义

　　对尿液中的蛋白质进行定性或定量检测是临床上对尿液常规化学检查的方法之一。尿液蛋白试纸主要检测对象是尿液中所含的白蛋白。正常情况下，人体每日排出的蛋白质量为 30 ~ 130 mg。对于如此少的含量，用一般常用方法是检测不出来的。但如果尿液中蛋白质含量超过 100 mg/1 h 或大于 150 mg/24 h，则尿液蛋白质的定性实验便呈现阳性反应，医学上称之为蛋白尿。

　　蛋白尿的出现主要反映了肾小球、肾小管的损害及肾小球滤过率降低。尿蛋白测定是有关肾脏疾病诊断、治疗及预后的重要观察指标。肾炎、泌尿系感染、结石、恶性肿瘤、肾小管酸中毒、重金属中毒、肾移植排斥反应、高血压肾病、糖尿病肾病等疾病状态，都会使尿液中的蛋白含量增高。因此，患有高血压、糖尿病的患者应定期做尿蛋白检查，观察有无肾脏受损情况出现，一旦出现要积极予以干预。除了疾病状态，正常人在寒冷、发热以及剧烈运动之后，也可能发生一过性的蛋白尿。

　　注意事项：

　　（1）尿液标本必须新鲜，存放时间太久尿液发生变质会使尿液酸碱度发生改变，影响检查结果。如果尿液本身过酸、过碱也会影响检查结果，特别

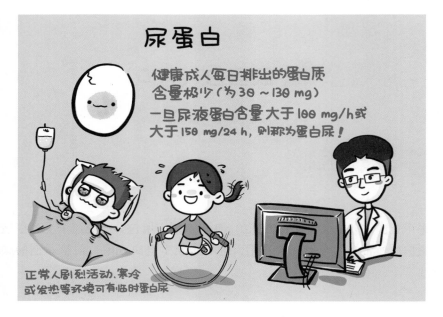

是在含有奎宁、奎宁丁、嘧啶等药物时,尿液呈碱性(pH > 8.0),超过了试纸本身的缓冲能力范围,可能出现假阳性结果。

(2)尿液分析试纸主要对尿液中的白蛋白敏感,对其他种类蛋白质反应较差。因此,当尿液中含有其他种类的蛋白而白蛋白较少时,干化学法的检测结果可能呈现阴性。

(3)尿蛋白的测定结果会受到许多物质(大多为药物)的影响,如青霉素可以使测试结果偏低甚至出现假阴性;季铵盐、聚乙烯吡咯烷酮(PVP)、喹啉等可使试纸出现假阳性;当某些洗涤液污染尿液时,测试结果会偏低。另外,收集尿液样本前,患者大量饮水会稀释尿液,可能造成漏检。

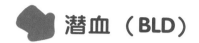

# 潜血（BLD）

## 一、反应原理

　　血红蛋白中所含的亚铁血红素有假过氧化物酶活性，会催化分解尿液中的过氧化物，产生新生态的氧，从而氧化指示剂，使指示剂的颜色发生改变，显色越明显说明检测样本中血细胞的浓度越高。

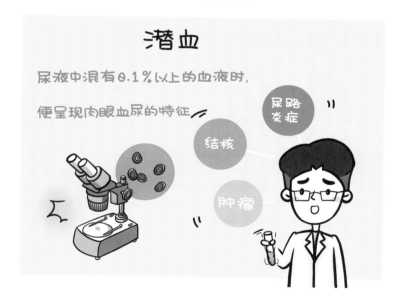

## 二、临床意义

　　（1）当尿液中混有 0.1% 以上的血液时，用肉眼即可观察到血尿的特征，

**尿大夫**——体检专家

但血液浓度在0.1%以下就需要通过潜血反应或尿沉渣镜检才可以判断。血尿常见于泌尿系统炎症，如急性肾炎、肾结核、尿道炎、结核、肿瘤等病理情况。尿液中不同的组织细胞成分反映不同的疾病，出现有白细胞时应考虑有泌尿系统的炎症；蛋白阳性、尿沉渣中有肾上皮细胞、管型等时应考虑肾炎；特别是有红细胞管型时，可辅助诊断肾实质出血。

（2）血红蛋白尿见于发作性血红蛋白尿，也见于各种中毒、感染、败血症、疟疾、烧伤、溶血性输血反应等。

注意事项：

（1）女性月经期进行尿检往往会造成检测结果的误报，因此，应采取必要的收集措施以减少污染，无菌导尿术是常用的女性收集尿液的方法。

（2）分析试纸不仅能检测红细胞，还能检测血红蛋白，因此，当血红蛋白被破坏时，可能导致实验结果与真实结果不一致。

（3）尿液中含有热不稳定的酶、肌红蛋白尿、细菌性尿，可能会导致检测结果假阳性。若尿液中含有大量的维生素C，可以抑制反应后的测试结果甚至出现假阴性。因此，测试时应使用抗维生素C干扰试纸。

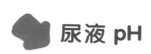

# 尿液 pH

## 一、反应原理

自化学这一学科出现时，pH 试纸检测溶液酸碱度的方法就开始被广泛运用于各种检测中，pH 的反应原理也很简单易懂。尿液 pH 测试条含有三种指示剂，分别是甲基红［pH 为 4.2（红色）至 6.2（黄色）］，溴甲酚绿［pH 为 3.6（黄色）至 5.4（绿色）］和百里酚蓝［pH 为 6.0（黄色）至 7.6（蓝色）］，可以反映尿液 pH 为 4.5～9.0 的变化范围。

## 二、临床意义

尿液一般呈弱酸性，pH 为 6.0 左右。由于环境和饮食的差异，尿液 pH 的范围可为 4.5～8.0。正是由于尿液 pH 的变化幅度大，单纯通过 pH 判断疾病并不可靠，因此临床常常把 pH 检测结合其他临床检验共同分析。

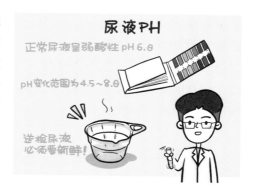

注意事项：

尿液会因为放置过久导致某些成分可能被降解，使其 pH 发生变化，因此，收集到的尿液样本需尽快送检。某些细菌（如巴氏芽孢杆菌）可分解尿素生成氨，从而增加了尿液中的碱度，pH 增加。但是，一些细菌也会分解尿液中的其他成分，产生酸性物质，导致尿液的 pH 下降。

# 亚硝酸盐（NIT）

## 一、反应原理

尿液中亚硝酸盐与对氨基苯磺酸试片或重氮磺酸盐重氮化发生反应，形成重氮盐，然后用试纸 N－1－萘乙烯二胺盐酸盐或四氢苯并喹啉－3－醇生成红色偶氮化合物（如 Gai 试剂法）。

## 二、临床意义

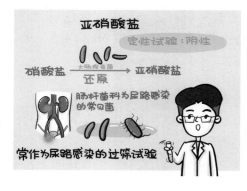

正常尿液中含有亚硝酸盐，但其含量往往不能引起试剂反应，测试结果呈阴性。当泌尿系统（如膀胱、肾盂等）被细菌如大肠杆菌、变形杆菌感染时，尿液中硝酸盐将会被细菌还原成亚硝酸盐，因此，亚硝酸盐测试常用于筛查尿路感染。尿亚硝酸盐检测结果为阳性，说明检测样品中存在大量细菌，或者采样器存在细菌污染。

注意事项：

（1）硝酸盐可被还原成亚硝酸盐，因此当尿中缺乏硝酸盐时，即使存在细菌感染，亚硝酸盐测试的结果也是阴性。相反，若尿液在膀胱中停留时间过短，则会得到同样的结果，因为硝酸盐还未来得及被细菌还原就已经排出体外。

（2）标本需要及时送检，注意无菌操作。

（3）使用某些药物后，可能出现假阴性或假阳性结果。

（4）高比重尿液会降低测试反应的灵敏度。当亚硝酸盐低于 1.0 mg/L 时，可能会出现假阴性结果。

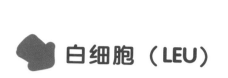

# 白细胞（LEU）

## 一、反应原理

使用中性粒细胞酯酶催化吲哚酚酯水解，在试纸中产生游离酚，游离酚氧化偶联或重氮盐偶联而显色。

## 二、临床意义

白细胞出现在绝大多数的炎症反应中。尿液中出现白细胞，预示存在尿路感染。白细胞干化学试验可与其他测试（如亚硝酸盐）一起检测，综合分析。

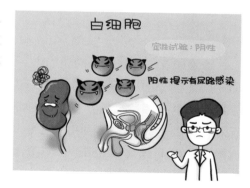

注意事项：

（1）白细胞分为三种类型：粒细胞、单核细胞和淋巴细胞，正常人尿中可有少量白细胞，但尿白细胞酯酶为阴性。如果酯酶试验为阳性，高度提示有尿路感染，必须进一步行显微镜镜检，以确认有无白细胞存在。

（2）某些肾脏病，如急性间质性肾炎、狼疮性肾炎、肾移植排斥反应，会使尿液中白细胞的数量升高。尿液中检测到以淋巴细胞为主的白细胞，常见于肾移植后的排斥反应者。滴虫和尿液中一些氧化性物质、药物代谢产物，可导致检测结果假阳性；尿液中蛋白质、葡萄糖、维生素 C 过高，可导致假阴性。

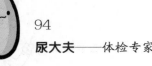

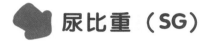

# 尿比重（SG）

## 一、反应原理

尿比重试纸的原理是离子交换法，聚合物电解质甲基乙烯基醚和马来酸共聚物是弱酸（—COOH）离子交换剂，而尿盐（$M^+X^-$）是在尿液中释放 M 阳离子（主要是钠离子），在离子交换剂中与氢离子交换并释放氢离子，氢离子使 pH 指示剂溴麝香草酚蓝产生由绿到黄的颜色变化。

## 二、临床意义

浓缩尿液是肾脏重要的功能之一，而尿比重是浓缩功能最直观的体现。由于尿比重也受年龄、饮水量、出汗情况等多种因素的影响，因此，需要多次测定。24 h 尿比重范围为 1.015 ～ 1.025，晨尿因为浓缩，尿比重大于 1.020。尿中蛋白和糖分的比例增加，也可使尿比重增加。因此，24 h 尿比重测定可以发现尿崩症、慢性肾炎等肾功能下降的情况。

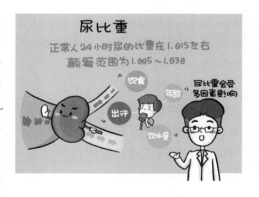

注意事项：

（1）尿液样本除了要及时送检外，还不能含有改变尿液 pH 的物质。这些物质不仅会造成尿液酸碱值的改变，对于尿比重的测定也会有影响。当尿液的 pH 大于 7 时，实际检测结果应在检测结果上加 0.005 作为强碱尿的校正值（尿液分析仪一般都可自动校正）。

（2）尿液分析试纸的检测对象是尿液中的各种离子浓度。相反，尿液中若存在的大量非离子化合物，如葡萄糖、造影剂等，必定会对测定结果产生影响。

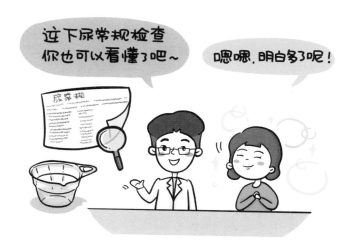

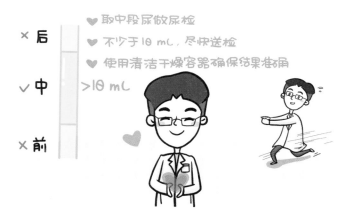

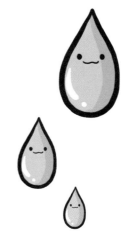

第四部分
尿液里的有形成分

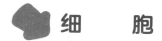 细　　胞

## 一、红细胞

人类红细胞呈中央略微凹陷的圆盘状，边缘较中间厚，直径通常在 6 ～ 8 μm。同时红细胞具有柔韧性、易变形，使它在血液运输过程中很容易通过毛细血管网。红细胞这种凹陷结构，增加了其表面积，从而增加其从四周摄取氧气的能力，并且这种形态结构有利于气体分子（如二氧化碳、氧气等）快速地穿梭细胞膜，在有效时间内为机体提供充足的氧气和能量。

### 1. 生成介绍

人体在正常情况下生成红细胞的速度非常快，平均每小时可达 5 亿左右。红细胞的合成场所主要在人体的骨髓内，其中又以红骨髓的作用最大。红细胞的产生有赖于促红细胞生成素与铁离子的共同调控。促红细胞生成素主要由肾脏产生，但肝脏也具有这个功能。通常情况下，微量促红细胞生成素就可以刺激骨髓生产红细胞。人体血液中的红细胞除了在不同年龄段含量不同外，在男性和女性之间也存在着一定的差别。正常男性体内红细胞为 $(4.0 \sim 5.5) \times 10^{12}/L$，而女性为 $(3.5 \sim 5.0) \times 10^{12}/L$，造成这种差异的主要原因在于男女之间性激素水平高低不同。男性分泌的睾酮也会刺激促红细胞生成素的产生，使红细胞数目增多；另外女性月经也是导致这一差异的因素之一。

### 2. 功能介绍

红细胞运输氧气的功能主要依赖血红蛋白，血红蛋白是红细胞重要的组成部分，是一种呈赤色的蛋白质，含有铁元素。血红蛋白很"挑剔"，它在氧含量相对高的时候可以和氧结合，在氧含量相对较低的时候又可以和氧分离。正是由于这一特性，才使红细胞能够肩负起为机体运送氧气的重任。人体各

个组织部分的正常代谢都需要氧气，而红细胞就是通过把氧气输送到相应位置，再把各个组织部分所排泄的二氧化碳输送出去，红细胞在我们体内是不可或缺的"运输队"。

尿常规红细胞阳性的原因：

红细胞是尿常规检查的三种细胞之一。正常情况下，尿液在经过严格的"污水处理车间"——肾脏的流水线时，很少会将一些有用的物质从肾脏中过滤掉而随尿液排出，也就是说很少会有红细胞存在尿液中。尿液样本经离心后，若在显微镜高倍视野下发现 3 个及以上红细胞，即表示样本存在异常，意味着泌尿系统可能存在病变。每个高倍视野内红细胞数目超过 3 个，然而尿液的颜色并没有明显红色，称这种现象为镜下血尿；若尿液肉眼观察呈洗肉水样，则被称为肉眼血尿。

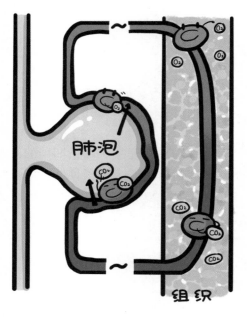

血尿往往可见于急慢性肾炎、肾结核、泌尿系统肿瘤等。急性肾炎起病急，且病情轻重不一，在学龄儿童中最为常见，典型临床症状是少尿、血尿、蛋白尿、水肿、高血压和氮质血症等，还常伴有食欲减退、疲乏无力、精神不振、头痛、心悸、气促，甚至发生抽搐等，而在成人可无明显全身症状，仅有食欲减退及乏力等。急性肾炎在病程发展中可出现以下常见症状：①血尿。起初为肉眼血尿，在半月后可转为镜下血尿。②水肿及少尿。肾小球滤过率降低，钠、水潴留体内导致体重增加、水肿及少尿。水肿多先出现于面部，特别是眼睑部位。随后几天迅速遍及全身。③高血压。大部分患者会有血压升高，在成人一般为 140～170/90～110 mmHg 。儿童血压虽然没有成人血压高，但按照年龄标准，其血压升高的程度与成人大致相同。有些患者早上起来会发觉眼睑水肿或者下肢轻度可凹陷性水肿。慢性肾炎以中青年男性为主，病情较缓且时轻时重，迁延不愈。其他疾病可结合医院各项检查进行进一步诊断。

## 二、白细胞

正常成人白细胞总数为（$4.0 \sim 10.0$）$\times 10^9$/L，值得注意的是婴幼儿的白细胞总数要略高于成人。白细胞在镜下可见透明小球状显影，体积比红细胞略大，直径范围为 $7 \sim 20$ μm，细胞内有细胞核。

白细胞是血液中的一类非常重要的具有免疫功能的细胞家族，广泛存在于人体血液及组织中。白细胞大多具有活跃的变形移动能力，这种变形移动能力促使其可在血管内外相互迁移，充分发挥细胞的免疫功能。白细胞在血液和淋巴系统中广泛存在，而且还普遍存在于血管、淋巴管之外的组织器官中。白细胞可按照细胞体积和染色特征分为中性粒细胞、嗜酸性粒细胞、嗜碱性粒细胞、单核细胞、淋巴细胞。其中，中性粒细胞所占比例最高，占总体的50%～70%，其次淋巴细胞占总数的20%～40%，而嗜酸性粒细胞仅占总数的0.5%～5%，嗜碱性粒细胞占总数0～1%，单核细胞占总数3%～8%。由于中性粒细胞、嗜酸性粒细胞、嗜碱性粒细胞胞质内存在嗜色颗粒，因此被称为粒细胞。在显微镜下观察能够清晰地看到白细胞体积相对较大，数量相对较少。

### 1. 生成介绍

单核细胞最初来源于骨髓，部分细胞仅能够在血液中停留 $3 \sim 4$ 天，便转入肝、脾、肺等组织器官进而转变成为巨噬细胞。单核细胞在转变成巨噬细胞后，细胞体积变大，拥有更强的吞噬能力，具有消化能力的溶酶体含量也相应升高，细菌等外来物侵入机体后便成了吞噬细胞的主要吞噬消化对象。巨噬细胞也参与机体一些免疫调节，可激活淋巴细胞特异性的免疫功能。除此之外，它还有一些强大的功能，譬如识别和杀伤某些肿瘤细胞，清除体内衰老或损伤细胞的作用。

### 2. 功能介绍

白细胞被称为机体内与疾病抗争的"卫兵"，当病菌侵入人体时，白细胞利用其自身所具有的变形能力穿过毛细血管壁，齐聚于病菌的入侵位置，将病菌包抄、吞噬。一般身体出现了炎症，白细胞的正常值都会被打破。

### 3．尿常规白细胞阳性的原因

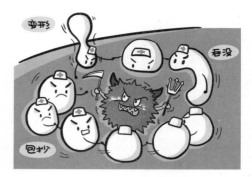

主要考虑泌尿生殖系统感染的可能，注意排除女性白带污染等原因。身体出于自我保护，增加白细胞以此来吞噬病原菌，根据这个原理用来大致判断身体是否有炎症或者损伤。比如在发生感冒、发烧、外伤导致的呼吸道感染、软组织感染等时，体内的白细胞会明显增加。

如果未见明显症状，建议注意休息，避免熬夜，避免劳累；不吃辛辣刺激性食物，避免喝酒；多喝水，多排尿，不憋尿；穿比较宽松的棉质内衣裤，注意外阴的清洁护理。如果有尿频、尿急、尿痛等症状，建议及时到医院就诊。

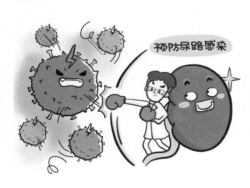

### 4．泌尿系统感染的防治

尿路感染一般为细菌或真菌等的直接侵犯所致，分为上尿路感染和下尿路感染。前者主要表现为尿道炎和膀胱炎，其感染性炎症仅局限于尿道和膀胱；后者主要是肾盂肾炎，是肾实质和肾盂的感染性炎症，主要由细菌入侵肾脏所致。防治泌尿系统感染要做到以下几点：

（1）保证每日充足的水分摄入。每日喝足量的水并且每天平均排尿次数不少于 8 次，能够减少尿路感染的发生；喝茶也能够在一定程度上减少尿路感染的发生。

（2）保证个人卫生状况良好。女性独特的生理解剖结构决定其会阴区易成为细菌的常驻地，因此，女性尿路感染多于男性。但无论男女都应注意私处的清洁，经常清洗，避免坐浴，勤换内衣物。

（3）如果患者佩戴有导尿管等医疗装置，需定期更换以保证导尿管的清洁，否则可能会引起导尿管相关的尿路感染。

（4）夜晚入睡后，尿液会在膀胱里停留一夜，这就给尿液里的细菌提供了一个很好的生长发育环境。在入睡之前遵从医嘱使用抗菌药物，能有效抑制细菌繁殖。

（5）坚持治疗。慢性尿路感染患者，不能因为尿路症状减轻或好转就擅自停药，必须遵从医嘱持续进行治疗，定期去医院复查。若多次尿液细菌培养结果均在正常范围内，在规定的疗程结束后可停药。

（6）增强机体免疫力。除了要避免受寒、熬夜、酗酒外，对于因机体免疫力下降导致的各种疾病均应及时诊治，否则尿路感染易迁延不愈。

## 三、上皮细胞

上皮细胞存在于皮肤或体腔表面，不同器官的上皮细胞在结构和功能上存有差异。一般认为，尿常规检查中所发现的上皮细胞，均来源于衰老死亡、剥脱零落的组织上皮细胞，其特殊的指向意义微乎其微，需要结合其他检测指标综合分析。

### 1. 生成介绍

尿液中的上皮细胞大多是肾小管、输尿管、膀胱、尿道等处脱落下来的组织细胞。肾小管由立方上皮细胞构成，倘若立方上皮细胞出现在尿液中，就提示很可能肾实质受损。在检查尿液中的上皮细胞时，可根据其形态粗略定位脱落的位置及辅助性地判断它们在病理上的改变。不同位置发生不同的病变，尿液中则出现对应位置的上皮细胞计数升高。

### 2. 功能介绍

皮肤表层的上皮细胞都普遍存在角质化，常集簇在一起且相互之间紧密连接，提供机体一个天然的屏障，有利于保护机体免于外界刺激的干扰。腔道中的上皮细胞多为柱状上皮细胞，具有分泌、排泄和吸收等功能。

### 3. 尿常规上皮细胞阳性的原因

正常人的尿液中是可以有少量上皮细胞存在的。当肾小球发生炎症时，尿液中上皮细胞会升高。除此之外，肾小管病变、阴道分泌物掺杂到尿液中等也会使尿液中的上皮细胞增多。倘若尿液中出现大量鳞状上皮细胞，应该

**尿大夫——体检专家**

先考虑尿液样本可能被阴道分泌物污染，因为它是常见原因。临床指标如下：尿液样本在低倍镜视野下观察上皮细胞数目超过 5 个，或者每毫升尿液样本上皮细胞计数为 20～25 单位可考虑为标本污染，需要重新收集尿液样本或者行无菌导尿术留取标本。

### 4. 上皮细胞的分类及临床意义

（1）扁平上皮细胞。一般临床意义不大。

（2）小圆上皮细胞。通常将肾小管底部移行的体积小呈圆形的上皮细胞同肾小管上皮细胞统称为小圆上皮细胞。若尿液中出现大量小圆上皮细胞，则提示肾小管出现问题，而最常见的肾小管病变是急性肾小球肾炎；当肾小管有坏死性病变时，该细胞就会大量出现。在肾移植后，7 天内可有大量的肾小管上皮细胞出现在尿液中，而后又慢慢变少直至达到正常。一旦机体对移植的肾脏产生排斥反应，尿中肾小管上皮细胞就会大量地出现。来自移行上皮底层的小圆上皮细胞，通常不易脱落，但炎症较重时尿液中可同时伴有白细胞的增多。

（3）鳞状上皮细胞。鳞状上皮细胞在泌尿生殖系统中多位于输卵管的下部、膀胱、尿道和阴道的表层。当尿液中大量出现这种细胞时，表明泌尿道存在炎性病变。

（4）柱状上皮细胞。柱状上皮细胞多见于慢性尿道炎或腺性膀胱炎。

## 四、异形细胞

异形细胞常独立或成簇地存在，有时形成异常组织，因此，大多根据它所形成的特殊形状、大小等来命名。丹宁细胞、结晶细胞等就属于此种类。这种细胞一般为凋亡坏死的细胞。

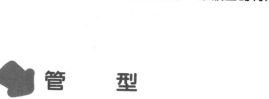

# 管　型

## 一、什么是管型

管型是一种形成于肾脏远曲小管、集合管部位，由肾脏滤出的蛋白质及细胞或碎片构成的管状凝聚物，可随尿液排出体外。当尿中出现较多管型时，表明肾实质已有病理改变。

## 二、什么是管型尿

管型尿是指尿液中的管型增多。管型尿的生成与尿蛋白的性质、浓度、尿液酸碱度、尿量及流速密不可分。一般来说，在尿液浓缩、盐类增多、pH 下降、流速减低等因素影响下易形成管型尿。尿常规检查所需的样本以晨尿为宜，尿液经过一夜的沉积更易检测到是否有管型。肾小管上皮细胞分泌的 T-H 蛋白（Tamm-Horsfall protien）在酸性环境中经过浓缩凝结形成透明管型。若蛋白凝结的透明管型中同时存在红、白细胞，可称为细胞管型。此外，若透明管型中有细胞退行性变形成的细胞碎屑，则为颗粒管型。若在管型基质中含有脂肪滴或嵌入含有脂肪变性的上皮细胞，则称为脂肪管型。当该类管型增多时，常常表明肾脏实质受到损害。在某些疾病病程中，如果观察到尿液中出现宽大而长的颗粒管型，提示此病预后较差，病理损伤依然存在。当然，尿中出现管型仅提示肾

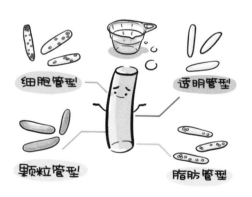

细胞管型　透明管型　颗粒管型　脂肪管型

小球或肾小管有损伤而不能完全代表肾脏病情的严重程度，若想要了解疾病的发展程度还应该结合具体的临床体征和相关检查。换言之，管型尿只是肾脏病变临床表现的其中一种。管型是尿沉渣中有着重要临床意义的成分，它的发现常常提醒有肾实质性损伤，是临床上很常用的一种检测指标。

## 三、管型尿是怎样形成的

各种因素导致的肾小球基底膜通透性增加，使大量蛋白质进入肾小管中。在远曲小管和集合管内，由于水分吸收，尿液浓缩以及尿液中酸性物质的增加，蛋白质因此凝聚沉淀在肾小管内形成管型。当尿液流经肾脏炎症损伤部位时，局部的上皮细胞、红细胞、白细胞等脱落并黏附在处于凝聚过程的蛋白质中，从而形成细胞管型。尿蛋白和 T-H 蛋白是形成管型的物质基础。正常情况下，尿液中这两种物质成分的含量很少，因此促使形成管型的概率比较低。当肾脏出现病理损伤时，管型就会在尿液中大量出现，它的形成需要三个条件：①尿蛋白和 T-H 蛋白浓度增高；②尿液浓缩和肾小管内环境酸化；③有可提供交替使用的肾单位，尿液在肾单位下部有足够停滞时间，使蛋白质得以浓缩并凝聚。

## 四、管型尿的种类

### 1. 透明管型

透明管型是由尿液中的 T-H 蛋白和少量清蛋白等共同构成的一种网状结构，它也是构成其他各种管型的基本物质。这种管型为小柱体样外观，呈无色半透明样。正常人在发热或剧烈运动的情况下，尿液中可出现透明管型，也可见于各种肾病（如急性肾小球肾炎、急性肾盂肾炎、肾病综合征）、高血压、心衰等。肾炎晚期常可出现异常粗大的透明管型，被称为肾衰竭管型。

正常情况下肾小球基底滤过膜允许通过的蛋白质分子量一般小于 4 万单位，因此经过肾小球到达肾小管中的蛋白质主要为小分子蛋白，白蛋白及少量球蛋白。之后，经肾小球滤过的蛋白质的 95% 又被近曲小管重吸收，因此，正常人终尿中蛋白含量极少，每天少于 150 mg，临床上定性试验不能测出。这就是正常人尿中偶可见到透明管型的原因之一。

## 2．细胞管型

细胞管型则是在透明管型这种网状结构基础上紧密黏附着红细胞、白细胞或者脱落的肾小管上皮细胞而形成的管型。若在同一管型内存在两种或两种以上的细胞类型，则称为复合细胞管型。当某种细胞在管型的堆积量超过整个管型的三分之一体积时，可以称为某种细胞管型。根据管型中存在的细胞种类不同可对其进行分类。

（1）红细胞管型。透明管型中的红细胞在含氧量上存在差异，使红细胞管型在显微镜下呈现出铁锈色或棕红色等不同的颜色构象。这种管型在正常人尿液中不存在，出现红细胞管型，常提示肾内有出血。主要见于急慢性肾小球肾炎、急性肾小管坏死、肾梗死、肾移植后的排异反应等。

（2）白细胞管型。白细胞管型是以透明管型为基础，混入了以白细胞为主要成分细胞而形成的管型。出现白细胞管型除了考虑急慢性肾盂肾炎外，也可考虑感染性疾病，如链球菌感染性肾炎。

（3）上皮细胞管型。上皮细胞管型是在透明管型的基础上，混入了以肾小管上皮细胞为主要成分细胞而形成的管型。有趣的是，可以根据管型内肾小管上皮细胞排列的整齐程度来大致判断肾小管受损处是否在同一部位：规则排列者，提示这些上皮细胞来自肾小管同一部位，而排列混乱者则提示来自肾小管不同部位。这些都表示肾小管受损。

## 3．颗粒管型

颗粒管型分为两种类型：一种是粗颗粒管型，其中往往弥漫粗大颗粒，多是暗褐色；另一种是细颗粒管型，有很多细沙样颗粒弥漫其中，在外观上呈灰色或微黄色，不透明。基于透明管型，呈现大小不等、数量不均的颗粒成分。颗粒管型是由上皮细胞管型退化而来，或是由已崩解的上皮细胞的原浆黏合形成。颗粒管型不仅能够提示存在蛋白尿，同时也意味着肾脏内细胞的退变、坏死，常见于肾小球疾病或药物、重金属的毒性损伤等。正常人的尿液中，尤其是剧烈运动后，这种颗粒管型也会出现。

## 4．蜡样管型

蜡样管型的得名，是因为其外观酷似融化的蜡，与透明管型相似，可能与透明管型在肾小管中停留时间较长有关。灰色或淡黄色的蜡样结构，也可由细颗粒管型发展而来，细颗粒最终碎化形成具有一定硬度、明显反光、四周光滑或有切迹的弯曲形态。正常尿液中没有蜡样管型，出现此管型提示肾小管有严重的病变，预后比较差。蜡样管型可见于慢性肾小球肾炎晚期、长期无尿或少尿、尿毒症、肾病综合征、肾功能不全、肾淀粉样变性，也可以见于肾小管炎症、肾小管变性、肾移植慢性排斥反应等。

### 5. 宽大管型

宽大管型也称宽幅管型，它闻名于其宽大外观，宽度可以达到甚至超过 50 μm，是正常管型的 2 ~ 6 倍。宽大管型宽且长、无规则、易断折，有时呈扭曲形，具备全部管型的特征。宽大管型一般形成于较宽大的肾小管内，主要是在破损扩张的肾小管、集合管内形成。

### 6. 脂肪管型

当管型内脂肪滴含量在 1/3 以上时可称为脂肪管型，管型内可见大小不等的、折光性很强的圆形脂肪滴。脂肪管型是细胞管型中的一种特殊形式，是肾小管上皮细胞脂肪变性、崩解，大量的脂肪滴进入管型内而形成的。

### 7. 细菌管型

细菌管型指的是管型的透明基质中含大量细菌，提示肾脏实质有严重感染，常见于肾脓毒性疾病。

### 8. 真菌管型

真菌管型可见于真菌感染时。发现此类管型，对原发性及播散性真菌感染有早期诊断意义，肾盂肾炎反复发作时可检出真菌管型。显微镜高倍视野下观察，管型边上的真菌形态清楚，管型内的真菌形态模糊，但边界都较为清晰，且都透亮具有折光性。

### 9. 血红蛋白管型

当血管内发生溶血时，多是溶血性输血反应或自身原因所导致，大量的血红蛋白通过肾小管而形成血红蛋白管型。在通常状况下，虽然这种管型没有明显的完整红细胞，但存在着均匀的血红蛋白，因此，管型往往不需要染色就可以呈现均匀的橘红色。

## 10. 肌红蛋白管型

在肌肉组织大范围受损（如烧伤、挫伤等）情况下，机体中大量的肌红蛋白会进入肾小管，进而形成肌红蛋白管型。因血红蛋白和肌红蛋白中都含有血红素，显微镜下都呈淡橘红色，故单从外观形态上往往很难将其鉴别。饱和硫酸铵尿肌红蛋白定性试验可将两者鉴别：肌红蛋白能溶解于80%饱和度的硫酸铵溶液中，而血红蛋白则不能。当然，使用抗肌红蛋白的单克隆抗体进行酶联免疫吸附或放射免疫法测定会更加敏感和特异。

## 11. 空泡变性管型

空泡变性管型内包含的肾小管上皮细胞中糖原发生脂肪变性、融合、脱失，最终形成了大小不一的空泡结构，显微镜下可见泡沫样空泡改变。

## 12. 类管型相似物

（1）黏液丝。状如长条形，边缘模糊不清，尾端细尖卷曲，大小各异，多见有暗淡纹。可见于正常尿液中，特别是女性的尿液中相对偏多，这与女性特殊的解剖生理结构有关；如果尿液中广泛存在这种黏液丝，常提示尿道受到某种刺激或产生了炎症反应。

（2）假微管。状如管形，但无管型基质。为无定形尿酸盐、磷酸盐等形成的圆柱体，边缘凌乱不齐、断端破碎、颗粒直径不均匀、颜色较暗，加热或遇酸后消失，而真管型不发生改变。

（3）圆柱体。又称为类管型，形态类似于透明管型，但它的一端尖细，偶尔有弯曲或卷曲的螺旋状，常与透明管型伴随出现，见于急性肾炎患者。

管型尿种类繁多，除了上述介绍的以外，还有一些不常见的管型，如血小板管型、胆红素管型、黄染管型、蛋白管型、类脂管型、细小管型、嵌套管型等，尿大夫在此处就不一一介绍了。但是不论是哪种管型的出现，我们都要谨慎，因为这是某些疾病发生发展的早期征兆，尽早发现这些征兆是我们做好针对性疾病预防的关键。

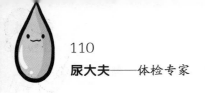
# 结　晶

## 一、什么是结晶尿

　　正常新鲜尿液是无色透明状液体，且尿液中含有许多种晶体物质和非晶体物质，当尿液的温度、酸碱度、代谢等发生变化时，这些物质便可发生沉淀，形成结晶尿。所谓结晶尿即指盐类结晶从尿中析出并产生沉淀的现象。

## 二、出现结晶尿的原因

　　人在什么样情况下会出现结晶尿呢？常见的原因有以下几点：①喝水太少、大量腹泻等其他原因造成机体水分大量减少，使尿液浓缩从而形成结晶尿。②盐类晶体在尿液中的溶解度会随温度降低而析出，形成沉淀。因此，冬季或放置太久的尿液里易析出结晶。③尿液酸碱度的变化，如尿液偏酸或偏碱也可促使结晶沉淀。酸性尿液中的尿酸盐和碱性尿液中的磷酸镁铵易形成结晶。

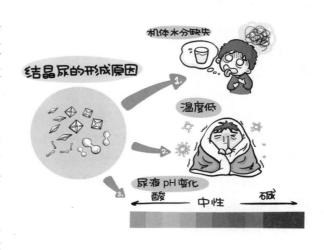

## 三、出现结晶尿怎么办

　　尿液中含有过多的结晶体易导致尿路结石的发生，因此，常出现结晶尿者如无禁忌证应增加饮水量，多吃水果蔬菜，保持每天尿量在 2 000～3 000 mL，以预防尿路结石的发生。另外，参加一些跳跃运动，如篮球、排球、跳绳等，对加快结晶排出也有一定的帮助作用。若尿液经常偏碱性（pH＜7.0），则会出现碱性结晶尿，如磷酸镁铵结晶，可口服维生素 C 纠正，每日 3 次，每次0.1～0.2 g。若尿液经常偏酸性（pH＜5.0），则会出现酸性结晶尿，可口服碳酸氢钠（小苏打）纠正，每日 3 次，每次 0.5～1 g。

## 四、结晶尿的分类

　　根据尿液中的结晶成分，可将结晶尿分为生理性结晶和病理性结晶。生理性结晶主要来自食物消化和机体盐类代谢产生的各种酸性产物，在与钙离子、镁离子等结合后生成的各种无机盐和有机盐，一般无临床意义。因此，本章节尿大夫主要给大家介绍几种较常见的病理性结晶尿。

### 1. 胱氨酸结晶

　　胱氨酸结晶为一种薄片状六边形晶体，具有无色、边缘清晰、折光性强的特点。正常情况下尿液中很少出现胱氨酸结晶，但可在遗传性疾病、风湿免疫病、尿路结石以及严重肝病患者的尿液中检出。随着尿中胱氨酸水平的增加，可形成典型的胱氨酸尿结晶。同时，尿液中存在高浓度的胱氨酸又是肾脏、输尿管和膀胱中形成胱氨酸结石的主要诱发因素。

### 2. 亮氨酸与酪氨酸结晶

　　亮氨酸与酪氨酸均为蛋白分解产物，亮氨酸结晶呈淡黄色或褐色小球形，而酪氨酸结晶为略带黑色的细针状结晶，似羽毛。这两类结晶可见于有大量组织坏死的疾病（如急性肝坏死性重症肝炎，急性磷、氯仿、四氯化碳中毒）

患者尿中。肝硬化、糖尿病高渗性昏迷、白血病等患者也可能出现此类晶体的尿液。

### 3. 胆固醇结晶

其结构是无色透明的矩形或方形，但缺少角，可浮于尿液表面形成一层薄片状，具有溶于氯仿、乙醚等物质的性质。在乳糜尿中常可检出胆固醇结晶，也偶见于脓尿中。

### 4. 放射造影剂

当静脉使用放射造影剂（如泛影葡胺、泛影酸）后，尿中可形成束状、球状、多形性等具有不同形态的结晶尿。泛影酸结晶和胆固醇结晶形态类似，不同的是前者呈无缺角现象的平行四边形。

### 5. 磺胺类药物结晶

磺胺类药物是一种人工合成的抗菌药物，在控制各种细菌性感染疾病，尤其是对症治疗急性泌尿系统感染有重要价值。磺胺类药对许多革兰氏阳性菌，特别是对链球菌和肺炎球菌高度敏感。磺胺类药对大肠杆菌、变形杆菌等革兰氏阴性菌，衣原体及某些原虫如疟原虫和阿米巴原虫均有抑制作用。磺胺类药物以抑制合成细菌生长繁殖所需物质为抗菌机理，因而只能抑制细菌的生长繁殖而无杀灭细菌的作用，临床常与抗菌增效剂甲氧苄啶（TMP）合用以增强抗菌作用。

磺胺类药物主要在肝脏代谢，经肾脏排泄。摄入的磺胺类药物在肝脏部分乙酰化而失去药效，但磺胺乙酰化后溶解度降低，特别是在酸性尿液中，其溶解度更低，易在尿液中析出结晶，进而损害肾脏。因此在服用该类药物时建议同时服用碳酸氢钠并多饮水，减少药物结晶的形成。在新鲜尿液中检测到大量磺胺类药物结晶，并与红细胞或管型同时出现，一般表明药物已经损伤肾脏，应立即停止服用该药物并请示医生调整药物，使肾脏免受进一步的损害。服用药物期间应定期检查尿液并监测肾功能。

# 其他类型有型成分

## 一、寄生虫

### 1. 阴道毛滴虫

阴道毛滴虫是一种寄生在人体阴道和泌尿道的寄生虫，以女性患者为多见，男性感染者一般寄生于尿道、前列腺，也可侵及睾丸和附睾。滴虫患者和带虫者是传染源，主要通过性交直接传染，也可通过公共游泳池、浴池、坐式马桶间接传播。阴道毛滴虫虫体细胞状似梨形，无色，透明，有折

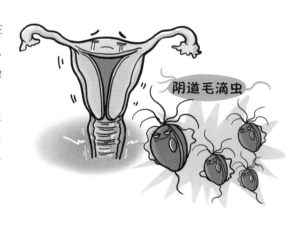

阴道毛滴虫

光性。虫体细胞前端发出 4 根前鞭毛和 1 根后鞭毛，并借助前端 4 根前鞭毛的摆动向前运动。

女性患者感染后常为滴虫性阴道炎的症状，主要表现为阴道分泌物增多，呈泡沫状，有恶臭味；排尿困难；外阴瘙痒等。月经期后症状加重，随后白带减少，症状逐渐减轻，也可完全消失，但滴虫依然寄生在阴道或泌尿道内，患者成为带虫者。阴道毛滴虫可吞噬精子，导致女性不孕。对于男性患者，若毛滴虫仅仅寄生在前尿道，可无症状，易忽视。若侵犯到后尿道或前列腺时，可出现尿道口痒感或有少量分泌物，排尿痛等症状。若毛滴虫寄生在尿道或膀胱，则可引起毛滴虫性尿道炎、膀胱炎，患者可出现尿频、尿痛等症状。

通过显微镜检查阴道分泌物、尿道分泌物、前列腺液即可发现毛滴虫。有时毛滴虫随着尿液排出，也可在尿液中发现。

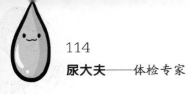

## 2. 丝虫

丝虫也是一种寄生虫，可寄生在淋巴组织、皮下组织或浆膜腔，因寄生的部位不同可表现为不同的丝虫病症状。丝虫成虫为乳白色，细长如丝线。丝虫病主要通过吸血昆虫传播，丝虫的幼虫随着蚊子或螨虫的唾液进入人体，在血液和淋巴中发育成长，虫身可长达 8 cm，引起局部阻塞，造成肿胀和疼痛。当丝虫寄生在腹部淋巴管时，造成寄生部位淋巴回流受阻，从而使小肠吸收来的乳糜液流入肾脏淋巴管，致使在肾乳头黏膜薄弱处破溃，乳糜液随即流入肾盂混于尿液中，形成乳糜尿。乳糜尿中含有大量蛋白质和脂肪，沉淀物中有时可检出丝虫幼虫——微丝蚴。

## 二、精子

正常精子外形似蝌蚪，分头、体、尾三部分。由于尿液中常混入精液，在尿沉渣镜检时，偶尔可以检出精子，多见于男性遗精及性交后的尿液中。

逆行射精患者，性交后尿液中可检出精子和果糖。什么是逆行射精呢？正常男性在射精时，精液是从精囊腺经过射精管排到尿道，然后从前尿道排出体外。而逆行射精是指阴茎正常勃起，性交过程正常，可达到性高潮，具有射精动作和感受，但精液没有从尿道排出体外，而是反流至膀胱。逆行射精可见于膀胱颈松弛、后尿道狭窄等患者；多见于已婚已育男性，在日后的性生活过程中，精液量逐渐减少甚至没有精液排出，但有射精感（性高潮）。

## 三、脂肪球

尿沉渣显微镜检查，有时可以看到脂肪球。显微镜下的脂肪球大小不同，呈圆形，折光性强。尿液脂肪球在肾病患者中最为常见，肾病综合征、急慢性肾炎、肾盂肾炎、狼疮性肾炎、糖尿病肾病等患者尿液中可检出大量脂肪球。在治疗过程中某些肾病患者的尿蛋白、红细胞等检查均恢复正常后，仍可在尿液中检测出脂肪球。

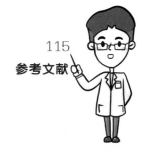

# 参 考 文 献

［1］周强. 尿沉渣检验图谱［M］. 北京：人民军医出版社，2014.

［2］易康. 人体疾病速查手册［M］. 哈尔滨：黑龙江科学技术出版社，2016.

［3］张云虎. 尿液沉渣（实录）彩色图谱［M］. 济南：山东科学技术出版社，2003.

［4］戚其学，陈燕，李迎旭. 实用尿沉渣图谱［M］. 沈阳：沈阳出版社，2001.

［5］葛均波，徐永健. 内科学［M］. 8 版. 北京：人民卫生出版社，2013.

［6］徐长福，魏强. 泌尿系统［M］. 北京：人民卫生出版社，2015.

［7］李州利. 泌尿系统疾病防治知识问答［M］. 北京：人民军医出版社，2012.

［8］程颜苓，白玉，周英杰. 泌尿系统恶性肿瘤高危人群早防早治［M］. 北京：金盾出版社，2013.

［9］膳书堂文化. 新版泌尿系统疾病疗法与有效食疗［M］. 上海：上海科学技术文献出版社，2017.

［10］吕永曼. 泌尿系统疾病 1000 问［M］. 2 版. 武汉：湖北科学技术出版社，2012.

［11］丁振若，于文彬，苏明权，等. 尿液沉渣临床检验图谱［M］. 郑州：河南科学技术出版社，2017.